TRAITÉ

PATHOLOGIQUE ET THÉRAPEUTIQUE

DES

MALADIES VÉNÉRIENNES.

TRAITÉ

PATHOLOGIQUE ET THÉRAPEUTIQUE

DES

MALADIES VÉNÉRIENNES,

SUIVI D'UN FORMULAIRE SPÉCIAL,

PAR Alph. TREUILLE,

Docteur en Médecine de la Faculté de Paris, ancien Chirurgien-Élève
à l'Hôpital des Vénériens de Paris, Membre de l'Institut Historique
de France.

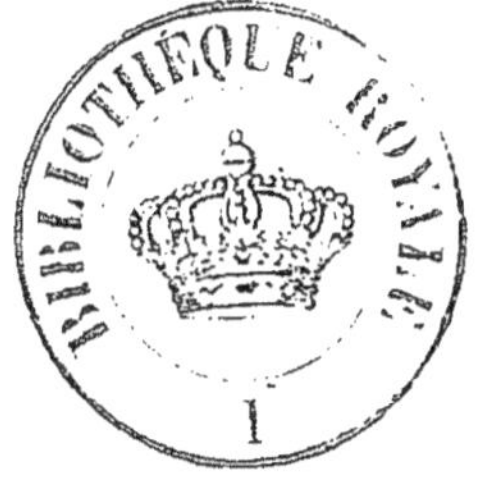

Si non Deum, at saltem syphiliticam
luem time!

PARIS,

CHEZ L'AUTEUR,

19, RUE DU PONT LOUIS-PHILIPPE.

—

1846.

IMPRIMERIE DE PH. CORDIER,
rue du Ponceau, 24.

Jusqu'ici la plupart des auteurs qui ont traité des maladies vénériennes, ne se sont guère assujétis à aucune règle, à aucun principe, à aucune disposition méthodique. Ils ont confondu, par exemple, des affections essentiellement différentes que, pour notre part, nous avons cru devoir soumettre à une classification; et c'est précisément ce caractère de classification des affections vénériennes, qui tranche notre travail de tous ceux qui l'ont précédé sur la matière, et qui motive l'opportunité du livre que nous publions ici.

Nous devons déclarer que nos observations sont toutes basées sur des faits recueillis pendant une longue pratique des maladies vénériennes, et si nous ne rapportons aucun de ces faits, c'est que nous n'avons pas voulu donner à notre ouvrage des proportions exagérées, parce que, selon nous, cela n'eût rien ajouté à sa valeur, pas plus qu'ils n'ajoutent, au fond, de mérite à ces traités volumineux inutilement grossis par des faits plus nombreux que concluants.

En un mot, notre intention a été d'offrir aux médecins praticiens un traité tout à la fois théorique et pratique des affections vénériennes, sérieux, et pourtant dépouillé de la sécheresse qu'un pareil sujet comporte en lui-même. Toutefois, hâtons-nous de le dire, cette sécheresse n'existe pas pour le médecin qui, ami de l'humanité, n'a pas à se défendre de faire choix, pour objet de ses études les plus assidues, des maladies qui s'attachent surtout à la partie la plus militante du genre humain : les enfants, les femmes, le peuple.

§ 1ᵉʳ

Considérations préliminaires.

On a beaucoup écrit sur les maladies vénériennes, et cependant que de choses encore à appren-
dre à leur égard ! Est-ce à dire que, plus heureux,
nous avons enfin trouvé le dernier mot de la science
de ces maladies, et découvert le spécifique tant dé-
siré qui doit rendre les médecins maîtres de ces
terribles affections ? Hélas ! non ; mais pénétré de
l'importance du sujet, nous avons voulu contri-
buer, pour notre part, à dissiper les ténèbres qui
enveloppent encore le plus effroyable mal qui ait
frappé le genre humain après sa chute.

Quoique l'étude de ce mal ait progressée avec
le développement des autres lumières, elle éprouva cependant un retard notable. Quelle fut la cause
de ce retard ? C'est que les affections vénériennes,
qu'on a désignées aussi sous le nom de maladies se-
crètes, maladies honteuses, ayant été contractées
le plus souvent dans des circonstances que la pu-
deur se répugne à avouer, portèrent avec elles,
dès leur origine, un cachet de réprobation. Beaucoup de médecins, fort instruits d'ailleurs, mais

imbus de préjugés réligieux , crurent indigne de
leur austère vertu de descendre à traiter ces affections. Dès lors, il y eut schisme dans la médecine,
et le champ de l'observation étant abandonné par
ceux-là même qui auraient dû au contraire le cul-
tiver avec une plus grande ardeur, les *guérisseurs*
se produisirent en foule, et se mirent à exploiter, à
l'aide de spécifiques uniques, infaillibles et univer-
sels, la pauvre humanité souffrante. Les remèdes
les plus bizarres, les théories les plus étranges,
telle que l'influence planétaire, furent mis en a-
vant, et reçus comme un secours inespéré par la
foule des malades. Quelques-uns de ces empiriques
parvinrent même à se faire un renom de leur panacée universelle, et c'est à peine si au milieu des
succès de ces audacieux charlatans, on peut constater un progrès senti dans l'étude de la maladie.
Les malheureux, atteints d'affection vénérienne,
n'éprouvaient le plus souvent aucun soulagement.
De là, invétération des maladies, lesquelles passant dans le torrent de la circulation, constituèrent
avec le temps la cause endémique d'une foule de
maladies qui appauvrissent le sang des générations
et transmettent, par l'union des sexes , ce funeste

et amère héritage aux races les plus lointaines.

En présence d'un pareil fait, des médecins éclairés se mirent à l'œuvre, et se plaçant au point dont on n'aurait jamais dû s'écarter, l'observation de la nature, bientôt l'étude des maladies vénériennes devint presque une science à part et nouvelle, tant elle s'est complétée et enrichie de découvertes.

M. Ricord, un des premiers, obéissant à l'élan général, descendit dans l'arène pour en sortir vainqueur. Ce n'est pas que de sages observateurs n'eussent avant lui enrichi la science d'importantes appréciations. Pour nous, la part que nous revendiquons, c'est d'avoir imprimé à cette partie de la science une certaine unité, d'avoir rendu intelligible et mis à la portée de tous ce qui souvent n'était que confusion pour beaucoup de médecins même, confusion qui a si longtemps retardé les progrès de cette science en éloignant ceux qui en abordaient l'étude.

Bien persuadé de ce principe de Bayle, Que les maladies les plus communes sont celles qu'il nous importe le plus de connaître et d'étudier, j'ai travaillé celle dont je parle au lit du malade, et je ne me suis décidé à publier le résultat de mes expériences et de mes observations qu'après dix ans d'une pratique incessante.

Dépouillé de ce qu'ont de diffus les discussions théoriques, notre traité, véritable résumé pratique, ne présentera que ce que l'expérience a consacré de vrai et d'utile; comme aussi dans l'exposé du mode de traitement des affections vénériennes, nous avons fait choix des moyens auxquels la saine pratique reconnaît le plus d'avantages et de succès. La cure des maladies vénériennes a marché vers des perfections reconnues, nous espérons que notre œuvre ne sera pas restée en arrière.

§ II.

Historique.

Les anciens connurent les maladies vénériennes ; ils ne différaient en ce point des modernes que par la connaissance des causes. Moïse, médecin législateur, dit aux Hébreux, dans le *Lévitique*, chap. 15 : *Vir qui patitur fluxum seminis immundus erit*, etc.; puis, il leur enseigne les meilleurs principes d'hygiène pour se soustraire à la contagion. Rien de plus explicite, comme on voit.

Hérodote parle d'une maladie des organes génitaux dont les Scythes étaient atteints, et qu'il appelle *théléia nousos*. Hippocrate, dans son livre *De naturâ mulieris,* range ces affections dans les maladies épidémiques et contagieuses. Galien, Celse, Dioscoride, Paul d'Œgine en font également mention.

Les poètes satiriques latins Juvénal, Martial, Properce, Ovide, s'élèvent contre la fréquentation des mauvais lieux, et signalent les maladies qu'on y peut contracter. Horace, liv. II, satire 4, va même jusqu'à dire : *Accidit ut cuidam testes caudam que fallacem demitterit ferrum.* Enfin, ces maladies étaient si communes du temps de Pline, que cet auteur les attribuait à la malpropreté et à la débauche, et les expliquait par une altération du sperme. Seulement, ce qui paraît avoir échappé aux anciens, c'est l'existence d'un principe particulier, d'un *virus* (on verra plus bas ce que nous entendons par ce mot) et la liaison, les rapports qui existent entre les accidents primitifs et les symptômes secondaires.

On connaissait également les maladies vénériennes avant le quinzième siècle. Nous citerons
pour première preuve de cette assertion les statuts
qui, en Angleterre, au onzième siècle, infligeaient
une amende à tout concierge qui recevait des femmes atteintes de la maladie de la brûlure ou *ar-
sûre*. Rien de plus précis que l'ordonnance rendue
en 1347, par Jeanne Ire, concernant les lieux pu-
blics d'Avignon ; on y lit : « La reine veut que
tous les samedis, la baillive et un chirurgien pré-
posés par les consuls, visitent chaque courtisane,
et s'il s'en trouve quelqu'une qui ait contracté du
mal provenant de paillardise, qu'elle soit séparée
des autres, afin qu'elle ne puisse pas s'abandonner, et qu'on évite le mal que la jeunesse pourrait
prendre. »

Beaucoup d'auteurs prétendent, avec quelque
apparence de fondement, que ces maladies ne sont
qu'une dégénérescence de ces terribles lèpres qui
désolaient la France aux douzième et treizième
siècles. Jacques Catanéc, Maynard, Paracelse ,
Baillon, Sébastien Aquilanus, en 1499, soutin-
rent cette opinion qui, de nos jours, a trouvé un
défenseur éclairé dans M. Lagneau. M. le baron Lar-

rey a observé, en Egypte, que la lèpre était souvent la suite d'affections syphilitiques dégénérées,
ce qui est une preuve nouvelle de l'affinité de ces
deux maladies. Sanchez enfin a prouvé, dans un
savant et long ouvrage, l'existence incontestable
de la syphilis avant la découverte de l'Amérique.

Oviédo, contemporain de Colomb, écrivit le premier que la vérole nous venait des compagnons de
ce voyageur, qui l'avaient rapportée d'Amérique,
où elle serait née sous l'influence des excès des
Européens, excités par des aphrodisiaques, avec
les femmes de ce pays. Il apportait en preuve de
cette assertion l'efficacité du gayac, qui vient également de l'Amérique, disant que la nature avait
ainsi placé, dans sa sage prévoyance, le remède à
côté du mal. Trente ans après, Gabriel Fallope
embrassa la même opinion ; puis Jean de Vigo en
1514, Fracastor en 1530, enfin Astruc qui, ré-
unissant toutes les preuves de ses dévanciers, vou-
lut établir la certitude de l'origine américaine du
mal vénérien ; mais pour avoir voulu trop prouver, il arriva justement à prouver le contraire.

Des médecins contemporains, que n'ont point
satisfaits ces diverses origines de la syphilis, croient

à sa spontanéité. Nous sommes loin de partager leur opinion. Nous ne croyons pas que la syphilis soit un principe authocthone qui puisse se produire instantanément en se retrempant par l'orgasme vénérien, sans germe préexistant, car, de même que les êtres se reproduisent par la génération, de même la syphylis se perpétue par le principe syphilitique.

Pour nous encore, la syphilis est un des grands caractères de la chute, et la marche de l'humanité se trouve caractérisée par toutes les créations anormales qui se sont succédées à mesure qu'elle s'éloignait du bonheur primitif dans lequel les hommes avaient vécu. Ainsi se manifestèrent le pou, la puce, la punaise, le crapaud, etc. A ces fléaux s'en joignirent d'autres bien plus graves. La peste, les maladies contagieuses se montrent à mesure que les hommes se multiplient ; plus le nombre en est grand, plus grande est la dépravation. C'est dans de telles circonstances que dut naître la syphilis, la lèpre, fléaux qui, depuis, n'ont cessé de faire de nombreuses victimes, et qui ne disparaîtront totalement qu'après que l'humanité régénérée aura reconquis les lois d'harmonie qui doivent la conduire au bonheur.

Il est donc certain que les maladies vénériennes ont existé dès la plus haute antiquité. Il est
vrai de dire que les symptômes formidables que
nous connaissons à présent ne furent signalés par
les observateurs qu'après l'épidémie du quinzième
siècle. Vers la fin de ce siècle, en effet, éclata tout
à coup une épidémie terrible qui pouvait causer
la mort en trois semaines. Des ulcérations à la
gorge, à la face et aux parties génitales, des tubercules, des tumeurs sur la peau et dans les os,
formaient les premières scènes de cet affreux tableau où l'on voyait encore les parties molles tomber en gangrène, les parties dures se carier ou se
nécroser, et que terminaient enfin le marasme et
la mort. Il n'était pas même besoin à cette époque des rapprochements sexuels pour propager le
mal ; les habitudes ordinaires de la vie suffisaient
comme l'a raconté Nicolas Massa, en 1742. De
grands personnages, des papes, Alexandre VI et
Léon X ; des cardinaux, Wolsey ; des rois, François Ier, Charles IX, Charles-Quint, subirent la loi
commune, et durent être traités de cette affection. On se rappelle encore ces vers d'un poète

chroniqueur sur la mort du roi François Ier :

> Ce fut en quinze cent quarante-sept ,
> Le sept du mois de Juillet ,
> Que le Roi mourut à Rambouillet ,
> De la vérole qu'il avait.

Heureusement de nos jours, cette influence si meurtrière de la maladie a disparu , grâce surtout aux précautions hygièniques en vigueur.

Lors de la fameuse épidémie citée plus haut, le parlement, ne sachant mieux faire, se borna à chasser les malades, sous peine de la hart. Plus tard, en 1535, on concéda à Paris 376 lits pour le traitement des vénériens. Ce nombre de lits était insuffisant ; les malades se pressaient à la porte du Petit-Hôpital, où une fois introduits, ils manquaient de médicaments et de linge, que l'administration ne leur accorda qu'en 1614 ; puis, conformément aux ordonnances, à peine échappés au fléau, ils étaient régulièrement châtiés et fustigés, ce qui eut lieu jusqu'en 1787. A cette époque, dit Cullerier, il n'y avait qu'un lit pour huit malades, dans un local obscur tapissé de toute espèce de malpropretés ; les croisées étaient clouées et ne donnaient jamais d'air ; le plancher ne se voyait plus tant il était couvert de charpie, d'ordures, etc., et comme on n'admettait que cinquante hommes et cinquante femmes au traitement, qui durait deux mois, il en résultait que deux ou trois cents malades restaient abandonnés ou attendaient leur tour de faveur pendant six mois ou un an. » Ce ne fut qu'en 1792 que le sort de ces malheureux fut amélioré par un décrêt de l'Assemblée constituante, et Parent-Duchâtelet, dans son savant ouvrage sur la prostitution, nous montre que la mortalité qui, avant cette décision, était de un sur dix, ne fut plus dès lors que d'un sur quarante-sept. On peut recourir à cet ouvrage pour plus de développements que nous n'avons pu placer ici.

§ III.

Définitions, Classifications.

Cette maladie a reçu différents noms suivant l'origine que les peuples lui attribuaient, ou les principaux symptômes observés ; ainsi : *Lues venerea, Morbus veneris, Syphilis, Pustulæ malæ, Morbus pustularum, Morbus gallorum, Mal napolitain, Las bubas de las Indias, Mauvais mal*, etc.

Fracastor fut le premier qui, dans son poème sur cette affection, lui donna le nom de *syphilis*, de *sun*, avec, et *philia*, amitié, d'après Fallope et Swédiaur; et de *siphlos*, difforme, d'après Bosquillon; d'autres enfin disent que ce fut du nom d'un berger qui en était atteint.

Quoi qu'il en soit de ces différents noms et de leur étymologie, le nom de syphilis ayant prévalu dans la science, nous l'acceptons ; seulement, nous ferons bien comprendre quel sens nous y attachons, car c'est à la confusion dans la valeur des mots qu'on doit attribuer la lenteur des progrès de certaines sciences. Ne voyons-nous pas, par exemple, que c'est à son ingénieuse nomenclature, que la chimie dut de recevoir une si heureuse impulsion. Ne pourrait-on pas introduire dans l'étude des maladies vénériennes de ces divisions fondamentales qui en formeraient autant de sections distinctes et tranchées? ne serait-ce pas faire la nomenclature et éclairer le diagnostic de ces affections?

Nous avons donc voulu désigner sous le nom générique de *Maladies vénériennes*, ce que M. Jourdan définit : Toute affection survenant à une partie saine ou dénudée après son contact avec

les organes génitaux excoriés ou enflammés, etc.;
M. Lagneau : Des maladies essentiellement contagieuses, arrivant après un coït impur ; M. Ricord : Des affections qui surviennent directement
ou indirectement par les actes vénériens réguliers
ou anormaux ; définition évidemment la meilleure, à laquelle, toutefois, nous ajoutons ce co-
rollaire indispensable : Affections qui surviennent
aux organes génitaux par cause mécanique ou générale (tels que les écoulements gonorrhéiques à
la suite de la goutte, du rhumatisme, ou provoqués par une injection dans le canal, etc.), et susceptibles de se transmettre par la contagion.

Ce cadre des maladies vénériennes, qui renferme
ainsi tout ce dont nous avons à traiter, se divise
en deux grands ordres.

1° Les maladies vénériennes virulentes ou syphilitiques.

2° Les maladies vénériennes non virulentes ou
syphiloïdes.

Ces deux ordres, à leur tour, se subdivisent
comme nous allons le tracer dans le tableau ci-
contre.

TABLEAU DES MALADIES VÉNÉRIENNES.

AFFECTIONS SYPHILITIQUES.			AFFECTIONS SYPHILOIDES ou PSEUDO-SYPHILIS.	

AFFECTIONS SYPHILITIQUES.

Accid. primitifs.	Accidents secondaires.	Accid. tertiaires
—	—	—
Chancre.	Chancre induré.	Tubercules du tissu cellulaire.
Bubon.	*SYPHILIDES.* Papules muqueuses.	Douleurs ostéocopes.
	Ulcérations de la gorge.	Périostite.
	Impétigo du cuir chevelu.	Ostéite.
	Rhagades.	Tumeurs gommeuses
	Condylômes.	Rupia ou Syphilides ulcéreuses.
	Psoriasis guttata.	
	Macules.	
	Ecthima.	
	Achné.	
	—	—
	Iritis syphilitique.	Végétations.
	Testicules syphilitiques.	
	Alopécie.	
	Chute des ongles.	

AFFECTIONS SYPHILOIDES ou PSEUDO-SYPHILIS.

BLENNORRHAGIE.

chez l'HOMME,	Uréthrale. Du Gland (balanite.) Du Prépuce (postithe.)
chez la FEMME,	Uréthrale. Vulvaire. Vaginale. Utérine.
Communes aux deux SEXES.	Oculaire. Anale.

SEULES OU COMBINÉES.

AMBIGU.

Végétations.

Communes aux deux SEXES.	Phymosis. Paraphymosis. Bubons d'emblée.

Conséquences de la Blennorrhagie.

Chez l'HOMME.	Epydidymite. Rétrécissem^{ts} uréthraux. Prostatite.
Chez la FEMME.	Métrite. Ovarite.
Communes aux deux SEXES.	Bubon sympathique. Cystite.

Seules ou Combinées.

Le premier ordre, comme on le voit par le tableau, est donc dû à une cause spécifique que nous
appelons *virus*, cause qui est toujours la même,
quel que soit le nom qu'on lui donne, et qui reproduit la vérole, comme le virus vaccin développe le bouton de la vaccine.

M. Ratier, dans le *Dict. en 15 vol.*, définit un
virus : « Un principe insaisissable, ordinairement
inhérent à des produits de sécrétion morbide, et
ayant pour propriété essentielle et caractéristique
de produire sur un individu sain une affection
parfaitement semblable à celle qui lui a donné
naissance, affection qui, à son tour, en détermine
une pareille.» Il faut bien distinguer le principe
virulent de la contagion, que quelques auteurs paraissent avoir confondus. M. Giraudeau, en particulier, se trompe étrangement quand il dit que
les maladies, qui se communiquent par contagion, ont toutes pour principe un virus. (*Traité
des maladies syphilitiques*, p. 9, chap. II.)

On entend assez généralement par *contagion*
la transmission d'une maladie d'un individu à un
ou à plusieurs autres, par l'intermède du contact
médiat ou immédiat.

L'inoculation prouve clairement la différence qui existe entre une maladie simplement contagieuse et une maladie virulente. C'est ainsi que la blennorrhagie simple ne donnera jamais lieu au chancre, tandis que le chancre, pris dans des circonstances propices, se reproduira constamment lui-même. Dans certains cas, la contagion peut n'être qu'apparente. Ainsi, qu'un chancre existe dans l'urèthre (plus loin, nous donnerons des exemples) et alors la blennorrhagie pourra produire un chancre. Il est évident, dans ce cas, que c'est le chancre qui se reproduit lui-même. Dans d'autres cas, au contraire, le pus du chancre peut n'agir que comme une substance chimique irritante, et produire simplement une inflammation catarrhale de la muqueuse ; c'est là ce qui a trompé les auteurs, et introduit de la confusion dans les causes. Quelquefois même, il est arrivé que la femme n'a servi que de véhicule au virus ; elle le reçoit d'un individu et peut le communiquer de suite à un second, ce qui a pu encore faire croire à la spontanéité de la maladie.

Les maladies vénériennes non virulentes peuvent bien être spontanées, c'est-à-dire naître de deux individus sains ; mais les maladies virulentes ne peuvent naître que quand elles ont été transmises d'un individu à un autre.

L'inoculation met tous ces faits en évidence pour tout observateur attentif. Hunter, le premier, entreprit une série d'inoculations, mais il eut des résultats très-variés. Bru, Bertin, Gilbert et Cullerier, oncle, ayant fait des inoculations sans résultats, en conclurent que les maladies vénériennes ne se transmettaient que par le coït.

Duncan et Bell ont eu des résultats positifs. Harrisson, Hercy, Luna-Calderon ont également réussi, mais chacun expliqua l'inoculation à sa manière. Ce fut enfin M. Ricord qui, dans une série très-complète d'observations, prouva l'existence du virus, et différencia les maladies syphylitiques de celles qui ne sont que syphiloïdes. En traitant du chancre, nous aurons occasion de développer quelques uns de ces faits. Chose remarquable, c'est que presque tous les expérimentateurs ont envain tenté l'inoculation sur les animaux, de quelque manière qu'ils l'aient faite. C'est ainsi que dans ces derniers temps, et en notre présence, nous avons vu échouer l'inoculation sur les chevaux, les ânes, les chiens, les chats, les cochons d'Inde, les pigeons, etc. M. Ozias prétend cependant avoir réussi à transmettre par l'inoculation la pustule caractéristique de la vérole aux animaux les plus rapprochés de l'homme, tel que le singe. Nous attendons, pour nous prononcer, une expérimentation qui ait reçu une entière consécration.

En attendant, il demeure établi que, jusqu'à présent, c'est sur l'homme seul que réussit sans aucun doute l'inoculation, triste privilège qui semble être à lui seul dévolu et signe irrécusable d'un désordre physiologique antérieur dans les conditions normales de son être !

Nous n'avons pas à faire intervenir dans ce paragraphe, comme preuve de tout ce qui précède, les symptômes secondaires de la syphilis qui ne fournissent jamais de pus inoculable. Sous ce nom de *symptômes secondaires*, comme l'indique notre tableau, nous comprenons l'infection générale, la vérole constitutionnelle. Nous avons cru utile d'établir de suite cette distinction, certains auteurs désignant sous ce nom les bubons, les épididymites, etc., que nous regardons comme symptômes de succession des premiers accidents, sans que pour cela il y ait eu préalablement absorption générale du virus dans l'économie ; dans beaucoup de cas, on peut même suivre la trace des vaisseaux enflammés (lymphite.)

PREMIÈRE PARTIE.

DES MALADIES SYPHILITIQUES.

CHAPITRE PREMIER.

DU CHANCRE.

(Ulcère vénérien primitif.)

Parmi les différentes formes que peuvent revêtir les maladies syphilitiques, il en est une, avons-nous dit, toujours identique, due à un principe particulier appelé *virus ;* le chancre en est le début.

Définition. Le chancre, disent la plupart des auteurs, est un petit ulcère dont les bords sont coniques, relevés et taillés à pic, dont le fond est tapissé d'un enduit grisâtre. Il secrète d'abord de la sérosité, puis un pus ichoreux et fétide ; le plus souvent, il cause peu de douleur ; ainsi Hunter décrit-il le chancre. M. Ricord modifie cette définition en disant que le chancre n'est ni dans son fond, ni dans sa base, ni dans ses bords, mais tout entier dans le pus qu'il secrète. C'est donc d'après cette proposition, et les expériences dont nous avons été témoin, que nous parlerons du chancre.

Après avoir bien établi l'identité du principe du

chancre, nous ajouterons qu'il est impossible de faire naître un chancre sans virus. En effet, le principe des maladies virulentes réside dans le pus que ces affections secrètent, on ne peut trop le répéter. Ce pus ne diffère pas des autres pus par ses propriétés chimiques, mais il en diffère par la facilité qu'il a de s'inoculer. Pour quiconque a expérimenté, il est donc impossible d'admettre à l'exemple de M. Giraudeau entre autres, que le virus syphilitique peut se développer sans germe préexistant, par le concours de circonstances qui se rattachent à l'état et à l'exercice des fonctions sexuelles. (*Traité des Maladies syphilitiques,* chap. II, p. 14.) Le pus du chancre, pris et conservé dans des tubes de verre a encore pu s'inoculer au bout de huit jours ; il est donc la conséquence d'une sécrétion particulière ; il est donc doué d'un certain degré de vie. On peut le comparer non seulement au virus vaccin, mais au venin de la vipère, car il empoisonne comme le venin de cet animal. Cette maladie est éminemment contagieuse ; les rapports d'un individu sain avec une personne affectée sont la condition essentielle de sa propagation.

Causes. Les causes prédisposantes, occasionnelles, sont le défaut de propreté et de soins, surtout après l'acte du coït, le coït prolongé, les baisers illicites, la parturition, en un mot tout ce qui tend à érailler les parties. L'usage d'ustensiles qui ont servi à des individus affectés peut aussi quelquefois amener cette affection. Mais la seule cause efficiente, la cause infaillible, c'est l'inoculation ; il n'est pas de lésion artificielle, quel qu'en soit l'agent, qui puisse la produire.

La salive d'un syphilitique ne peut transmettre la maladie que si elle contient du pus de chancre inoculable. Le lait d'une nourrice infectée ne peut communiquer le chancre à son nourrisson, s'il n'y a pas de chancres aux mamelons. On pourrait croire que les tissus malades sont plus susceptibles de s'enflammer que les autres : il n'en est pas ainsi ; c'est probablement leur surcroît de sécrétion qui les en préserve. C'est ainsi que M. Ricord a prouvé que les surfaces des vésicatoires ne sont pas inoculables. Les expériences de Bru ne sont donc rien moins que concluantes, puisqu'il pratiquait l'inoculation en faisant, avec le vésicatoire, entre le prépuce et le gland, une plaie sur laquelle il mettait de la charpie imbibée de matière récente.

Siége. Ce serait une erreur de croire que cette affection est exclusivement attachée aux organes génitaux ; elle ne s'y produit, le plus souvent, qu'en raison des conditions locales ; elle peut se montrer primitivement sur toutes les parties qui auraient été mises en contact avec des parties affectées. Tous les points de la peau peuvent en être le siége, mais surtout ceux qui, par leur nature, se rapprochent davantage des muqueuses ; ainsi le scrotum, les paupières, l'ombilic, l'entre deux des seins, le pli génito-crural, le raphé qui est entre la vulve et l'anus de la femme ; mais ce sont surtout les muqueuses qui en sont affectées. Chez celles-ci, l'affection se montre toujours à leur entrée, et marche d'avant en arrière. Par ordre de fréquence et de succession, chez l'homme, le prépuce, le gland, le méat urinaire, l'urèthre, le col de la vessie, la vessie elle-même ; chez la femme, la vulve et toutes ses parties, le vagin qui s'infecte difficilement, (ce qui tient probablement aux mucosités qui le tapissent), le col et la cavité de l'utérus ; chez les deux sexes, le rectum, dans les rapports antiphysiques, peuvent être affectés, sans que la maladie pénètre jamais plus avant. Il en est de même de toute la cavité de la bouche jusqu'à la base du larynx ; mais l'affection n'a jamais dépassé l'œsophage, ni ne s'est étendue à l'estomac et au tube digestif comme l'ont prouvé certaines expériences. Par exemple, M. Breschet a lu, en octobre 1840, à l'Académie des sciences, un mémoire dans lequel il a démontré que le virus rabique, administré à l'intérieur à des ânes, à des chevaux, à des chiens, etc., n'a jamais développé la rage. Ce fait vient à l'appui des expériences faites pour le virus syphilitique qui, administré de cette manière, même à l'homme, n'a jamais développé aucun symptôme, et lui est tout à fait identique. Nous ne pouvons donc ajouter foi à cette observation souvent citée par quelques professeurs de l'école, d'une dame qui, pour se venger des infidélités de son mari, lui fit prendre du pus blennorrhagique dans une tasse de lait, lequel fut atteint, nous dit-on, de blennorrhagie quelques jours après.

Nous ne croyons pas davantage aux exostoses trouvés sur des chats, des poules qui, dans un hôpital de vénériens, s'étaient nourris de cataplasmes et de gâteaux de charpie imprégnés de pus syphilitique. Nous attribuons à l'estomac la propriété de décomposer tous les virus possibles. Cette croyance s'est établie sur l'expérience ; et l'anatomie pathologique qui nous a montré des chancres dans les régions que nous avons citées, n'en a jamais révélé d'authentiques dans les points plus profonds.

La bouche, la commissure des lèvres et les côtés du frein de la langue peuvent donc être le siége de chancres. Pour rencontrer ceux du fond de la gorge, il faut que le pus y ait été porté par des manœuvres criminelles et contre nature. Le chancre a pour ainsi dire deux siéges d'élection : le frein de la verge chez l'homme, la fourchette chez la femme. Ce sont les chancres du frein qui produisent le plus souvent les bubons symptômatiques (chancres ganglionnaires), tous les vaisseaux lymphatiques de cette région venant aboutir aux ganglions des aines, comme l'a démontré M. Huguier par d'habiles injections. Ces bubons arrivent même si fréquemment, qu'on peut annoncer, en voyant un chancre près du frein, l'imminence d'un bubon, et déterminer l'aine dans laquelle il se développera ; le bubon se déclarant presque toujours à gauche si le chancre est à droite.

Développement et marche. Il n'y a pas d'incubation, comme l'a prétendu M. Pigeaux, car du
moment où la cause spécifique est appliquée aux
tissus, la maladie commence à se développer. Jamais le chancre ne se développe à distance, c'est
toujours dans le point précis qui a été mis en contact. L'affection peut rester longtemps locale; il
peut en être ainsi pendant toute sa durée, car le
chancre ne produit pas nécessairement l'infection
générale; celle-ci manque même souvent; il faut
une prédisposition particulière : l'idiosyncrasie
est ici nécessaire. C'est ainsi que la vaccine produit d'abord un effet local, et que, parvenue à un
certain degré de son développement, les effets généraux se produisent, mais ils peuvent ne pas se
montrer.

M. Ricord qui, le premier, a constaté que le
chancre n'est à son début qu'une maladie locale,
et qu'il ne donne pas de nécessité lieu aux symptômes secondaires, M. Ricord, dis-je, affirme le
fait sans en donner l'explication. Ne serait-elle
pas dans les glandes lymphatiques? Ainsi, de
même que nous attribuons à l'estomac la propriété de dénaturer et de digérer tous les virus

possibles, de même nous attribuons au système lymphatique la faculté de changer la nature du virus syphilitique. En effet, Margagni a démontré dans son ouvrage sur les vaisseaux absorbants, que les glandes lymphatiques possédaient la propriété de changer la nature des liquides qui les traversent. Il a vu par exemple que le sperme absorbé par les lymphatiques restait à l'état normal, tant qu'il n'avait pas traversé une de leurs glandes, et qu'il se trouvait transformé en sérum, après avoir traversé un de ces organes. En examinant les lymphatiques de la vésicule biliaire, il les a trouvés remplis de bile depuis leur origine jusqu'au ganglion le plus voisin, et tous remplis de sérum, après avoir traversé les glandes. Il a fait aussi la même remarque sur les lymphatiques des reins. Ces diverses expériences prouvent donc que les glandes lymphatiques ont la faculté de produire de grands changements dans les sécrétions qui sont forcées de les traverser. Si elles peuvent en effet changer en sérum le sperme, l'urine et la bile, pourquoi ne pourraient-elles pas souvent, aussi, modifier le virus syphilitique?

MM. Cullerier et Ratier, article *Syphilis* du

Diction. en 15 *vol.*, disent textuellement, et pour se résumer : « Le chancre est une affection pure-ment locale d'abord, et qui peut, suivant des cir-constances assez bien connues en général, finir et s'éteindre là où elle est née ; ou bien infecter l'économie tout entière, par suite de l'absorption des produits de sécrétion morbide, et produire une éruption de papules cutanées plus ou moins abon-dantes et cractéristiques. Ainsi, le sujet qui a un ou plusieurs chancres peut avoir ou n'avoir pas la vérole, et les accidents secondaires, non seule-ment ne sont pas inévitables, mais encore peuvent être prévenus par un traitement méthodique , et le seraient plus souvent si l'on observait mieux les faits. »

La pustule de la vérole se produit presque comme celle de la vaccine , presque d'après la même évolution. Empruntons à M. Ricord la des-cription des phénomènes qui résultent de l'inocu-lation artificielle du pus du chancre :

« Dans les premières vingt-quatre heures le point piqué rougit ; du second au troisième jour, il se tuméfie un peu et présente l'aspect d'une pe-tite papule qu'entoure une auréole rouge ; du troisième au quatrième, l'épiderme est soulevé par un liquide séro-purulent, et prend souvent la forme vésiculeuse, offrant à son sommet un point noir, résultat du dessèchement du sang de la petite piqûre. Du quatrième au cinquième jour, la pustule prend une forme ombiliquée ; le cinquième, souvent l'auréole rouge commence à s'étendre, la sécrétion purulente a lieu, et l'inoculation offre tous les caractères d'une véritable pustule d'ecthyma. Le point central, déprimé, correspond à la piqûre de la lancette seulement, vers le sixième jour ; à partir de cette époque, le pus commence à se dessécher ; il se forme des croûtes qui se stratifient en cône tronqué, et elles peuvent quelquefois rester plus de vingt jours en place. Sous ces croûtes se trouve un ulcère dont on peut facilement constater l'existence dès que l'épiderme est soulevé. »

La base du chancre est indurée et ressemble assez bien au tissu élastique de certains cartilages. Le fond, la partie qui repose sur la base, est formé d'une couche grisâtre, dont la nuance doit varier selon le siége, et se montre plus foncée lorsqu'elle est exposée à l'air ; quelquefois lardacée,

couenneuse, elle offre l'aspect des cartilages malades, ne s'enlève pas en abstergeant, et pourrait ai-
sément se confondre avec la lymphe plastique. Les
bords ont une forme régulière et paraissent taillés
à pic ; on dirait que la perte de substance a eu lieu
par un emporte-pièce ; ils sont un peu décollés et
le fonds a plus de diamètre que l'entrée dont la
circonférence est dentelée et formée par une couche couenneuses et lardacée. L'anneau qui cir-
conscrit les bords est induré comme eux. En deçà
de la marge, se trouve une auréole d'un rouge brun
livide, et d'autant plus foncée que le décollement
est plus grand. (M. Ricord, *Leçons cliniques* 1836.)

Ainsi, d'après la marche la plus régulière, on
a : papule, vésicule, pustule, croûte, ulcération,
et cette ulcération constitue le chancre qui est le
point de départ, le début, comme nous l'avons déjà
dit, de la syphilis. Sans chancre, cette affection
n'existerait pas. Ce qu'on a voulu nommer *incubation* n'est que l'évolution que nous venons d'indiquer.

Tels sont donc les caractères du chancre régulier, mais ils ne sont pas tous absolument nécessaires pour qu'il y ait chancre. Quelle que soit la

forme de l'ulcération, la proposition déjà émise est pour nous irréfragable, à savoir : que le chancre est tout entier dans le pus qu'il sécrète.

C'est pendant sa période d'accroissement, que le chancre sécrète le pus syphilitique, susceptible de s'inoculer. Arrivé à sa période de réparation, c'est un ulcère simple dont le pus n'est plus inoculable. C'est ordinairement par le fond que la guérison commence ; mais les bords qui peuvent encore rester à la période ulcérative permettent quelquefois au chancre de s'étendre en superficie ; toutefois, si le travail de réparation continue, le fond se met bientôt au niveau des parties voisines : des bourgeons charnus de bonne nature se développent, l'auréole disparaît, la marge prend une couleur grise perlée, l'induration de la base et des bords disparaît à mesure que la cicatrisation s'opère ; mais quelquefois l'induration reste.

Telle est la marche la plus régulière ; cependant, il peut arriver des complications qui empêchent l'ulcère de se réparer et qui le fassent dévier de sa marche ordinaire.

Déviations et complications. Les causes de déviation du chancre appartiennent souvent aux tissus et aux fonctions que ces tissus remplissent; le chancre pourra donc subir diverses modifications, selon son siége. Les constitutions individuelles lui impriment aussi des modifications car les déviations s'observent surtout chez les individus lymphatiques, scrofuleux, à grande irritabilité nerveuse; il faut tenir compte enfin de tout état morbide. Chez les phtisiques, par exemple, il est très-difficile d'obtenir la cicatrisation des chancres. Les habitudes hygiéniques contribuent pour beaucoup à faire dévier le chancre, et sont autant de causes qu'il faut noter. Nous avons remarqué entre autres qu'on arrivait avec peine à cicatriser les chancres chez les maçons, gens très-malpropres de leur naturel, et habitués à une nourriture grossière. Les excès sont aussi nuisibles que la misère; il faut surtout tenir compte des antécédents syphilitiques de l'individu. Une mauvaise condition pour la cicatrisation du chancre est d'être en contact avec des parties saines, car il tend à s'inoculer de proche en proche; mais une condition pire est sans contredit celle où le chancre est placé sur un point où la circulation se fait mal, surtout la circulation en retour; les paraphimosis mettent dans cette triste condition. Passons aux traitements mal dirigés.

Principales formes irrégulières que le chancre peut affecter. Le chancre peut être phagédénique, rongeur, tendant à s'étendre en superficie et en profondeur ; c'est le chancre régulier, plus une disposition inflammatoire générale et locale.

Le chancre peut, sous l'influence d'une vive irritation gastro-intestinale, devenir chancre *phagédénique-pultacé,* se couvrir d'une fausse membrane et affecter la marche de la pourriture d'hôpital. L'ulcération se couvre d'une couche couenneuse et très-tenace, marche très-rapidement, et a pour caractère régulier de ne jamais présenter d'induration plastique, suite des efforts de réaction de la nature, qui tend à limiter les chancres. Le chancre prend quelquefois la forme *serpigineuse ;* dans tous les cas, il est très-douloureux. Le chancre peut encore devenir *phagédénique-gangreneux,* chancre dans lequel il survient une inflammation suraiguë qui se termine par la gangrène. Sa marche est très-rapide, détruit presque toujours l'affection virulente en ramenant la surface ulcéreuse à l'état de lésion simple ; cette variété s'aggrave par les mercuriaux et cède bien au quinquina.

Le chancre peut encore être phagédénique gan-
greneux par excès d'induration à sa base ; sa marche est très-lente, détruit molécule par molécule
et cède promptement aux préparations mercurielles. Cette induration est très-importante à noter pour le pronostic, car elle est le commencement, le premier symptôme pour ainsi dire de
l'infection générale. La base d'un chancre offre
toujours une petite induration inflammatoire ; il
faut bien la distinguer de ce que nous désignons
sous le nom de *chancre induré ;* celui-ci, en effet,
consiste dans une transformation particulière, caractéristique du chancre. Même à travers les tissus, on sent, en pressant un peu, une dureté car-
tilagineuse, une résistance indolente pour le malade, et qui donne la sensation d'une tumeur rap-
pelant le cartilage de l'oreille par exemple. Le
chancre peut encore, dans certains cas, se transformer sur place *in situ,* comme dit M. Ricord, et
donner lieu à une ulcération *secondaire* non inoculable, constituant la papule muqueuse, signe
caractéristique de la vérole constitutionnelle.

Il arrive souvent que les chancres laissés à eux-
mêmes passent à l'état fongueux. Le fond se rem-

plit de bourgeons charnus qui peuvent présenter tous les caractères propres aux végétations. Cependant, avant que ces végétations ne soient complètement développées, il y a une période dans laquelle le fond est saillant, de creux qu'il était, et constitue l'*ulcus elevatum* de Hunter, que d'autres désignent sous le nom de *chancre fongueux;* ce n'est, en réalité, qu'une réparation vicieuse de la base du chancre.

Les chancres primitifs peuvent encore se développer d'une certaine façon dans les follicules sébacés, principalement à la couronne du gland. MM. Cullerier et Ratier pensent même que les chancres se développent toujours dans les follicules sébacés. (Art. *Syphilis, Diction. en* 15 *vol.*) Ils s'y creusent une cavité ovalaire. Ces ulcères tantôt s'agrandissent par l'inflammation des autres follicules adjacents, qui s'ulcèrent à leur tour, s'unissent par leurs bords et forment une assez grande ulcération irrégulièrement arrondie ; tantôt ils restent isolés et sont séparés les uns des autres par des cloisons minces et résistantes qui souvent donnent lieu à des trajets fistuleux. Avant leur ouverture, ces abcès folliculaires ne sont donc autre chose que des *chancres enkystés*. Nous ne parlerons point à part de la forme appelée par M. Ricord *chancres larvés ;* il nous semble qu'il suffit d'en indiquer le siége dans l'urèthre, et de constater leur existence que certains auteurs ont niée. Du reste, leur forme est la même que sur toutes les muqueuses, et ils peuvent affecter la même marche régulière, ou les mêmes complications (1).

Toutes ces variétés de forme ne sont que des différences d'aspect et de marche d'une même affection, car nous l'avons dit, le chancre est un, et nous avons indiqué la cause de ces différences.

Durée et Terminaison. Le chancre régulier peut se terminer spontanément, et sans le secours de l'art, après une durée ordinaire de trente ou quarante jours. MM. Cullerier et Ratier ajoutent qu'il n'y a pas de moyen propre à abréger cette durée lorsque le chancre est une fois développé. Cependant, à l'aide du traitement méthodique que

---

(1) M. Lavergne, de Bordeaux, dans sa thèse inaugurale, a publié deux planches de ces chancres, avec les observations que nous reproduirons à la fin du volume.

nous indiquerons, et que nous avons vu appliquer en grand à l'Hôpital des vénériens de Paris, la durée n'est ordinairement que de huit ou dix jours.

La terminaison est donc souvent la guérison ; toutefois, il est des chancres déviés, certaines formes phagédéniques, qui donnent lieu à des ulcères interminables ; nous en avons vu occupant toute la paroi du ventre, s'étendant parfois à toute la cuisse, et datant de plus de deux ans.

Nombre. Le nombre des chancres est assez variable : le plus souvent, il n'y en a qu'un ou deux, mais nous avons pu en compter jusqu'à vingt, et même plus sur les parties génitales d'un même individu, et près d'une douzaine aux lèvres, au voile du palais et sur les côtés du frein de la langue, par suite de rapports anormaux. Presque toujours ces chancres multipliés sont dus à l'inoculation qui se fait de proche en proche par le contact du pus virulent sur les parties voisines.

Diagnostic. L'application du *speculum* est indispensable pour l'examen des parties de la femme, car il existe quelquefois des chancres dans les plis du vagin et sur le col de l'utérus. Il faut prendre garde de confondre avec les chancres les granulations qui se développent souvent sur cet organe. On les distinguera en ce que les granulations offrent l'apparence de graines de millet, existant presque exclusivement sur la lèvre postérieure et aux commissures, tandis que les chancres ont toujours l'aspect ulcéreux, mais avec une teinte plus violacée qu'à la peau ; on les trouve indifféremment sur tout le col.

Le siége, l'aspect, les circonstances dans lesquelles on a contracté le chancre peuvent encore servir à le diagnostiquer ; mais il est impossible d'établir un diagnostic certain, absolu, d'après la seule inspection de la matière sécrétée, ni d'après les caractères physiques de l'ulcère. Revenons à cette proposition tant de fois émise, que le chancre n'est ni dans son fond, ni dans ses bords, ni dans sa base, mais tout entier dans le pus qu'il sécrète. Il ne faut pas se fier aux antécédents moraux pas plus qu'aux autres signes physiques, mais à l'inoculation qui est le seul signe incontestable. Les symptômes secondaires ne sont que le diagnostic tardif.

MM. Cullerier et Ratier ne sont donc pas recevables à dire « Qu'on ne saurait proposer un moyen de diagnostic plus vicieux que l'inoculation du pus recueilli à la surface des ulcères, ainsi qu'on n'a pas craint, dans ces derniers temps, de le préconiser. Que résulte-t-il en effet de cette pratique? le malade a un ou deux ulcères de plus ; les chances d'infection générale augmentent à proportion, de sorte qu'on a donné la syphilis constitutionnelle à un homme qui ne l'aurait pas eue peut-être. Il est vrai que les partisans de cette opération expérimentale n'y regardent pas de si près, et qu'ils comptent qu'il n'en coûte pas plus pour guérir une syphilis double qu'une simple au moyen du traitement mercuriel. »

Ces auteurs, en cela d'accord avec nous, regardent le chancre comme une affection purement locale d'abord ; en effet, il n'est pas d'observation authentique, de symptômes secondaires survenus avant le dixième jour de la durée d'un chancre. L'expérience prouve encore qu'à l'aide d'une cautérisation bien faite avec un crayon de nitrate d'argent, on arrête le développement de la pustule chancreuse, d'où il suit, en dépit de l'opinion plus spécieuse que vraie de ces auteurs, que l'inoculation, comme moyen de diagnostic, n'a rien de vicieux, rien de terrible pour le patient, et que les partisans de cette opération ne manquent ni à la morale ni à la prudence. Nous dirons seulement que le diagnostic rigoureux n'étant pas toujours nécessaire en présence des autres signes existants, on y recourt le moins souvent possible, à cause d'une douleur assez vive produite par l'application du nitrate d'argent.

Si le docteur Ozias, dont nous avons déjà parlé, a réussi, comme il le prétend fermement d'ailleurs, à pratiquer l'inoculation sur les singes, ce résultat viendrait encore détruire toutes les objections des auteurs précédemment cités contre l'inoculation comme moyen de diagnostic.

Pronostic. Le pronostic du chancre est une question très-grave qu'il faut étudier sous deux points de vue : comme affection locale, et comme pouvant produire l'infection générale. Étudions-le d'abord comme affection locale.

Le chancre, sur des individus sains, en dehors de conditions susceptibles de produire des déviations, est une maladie simple. Souvent, il disparaît spontanément, mais le plus souvent il exige une médication. Il faut aussi tenir compte du siége. Un chancre placé à l'anus, à la fourchette chez la femme, au frein et dans l'urèthre chez l'homme, aura certainement une plus longue durée et plus de gravité, en raison des fonctions de ces parties.

Le pronostic devient bien plus important sous le second point de vue, celui de l'infection générale. Le chancre ne donne pas de nécessité lieu aux symptômes secondaires, ainsi que nous l'avons déjà dit ; mais l'induration de sa base les annonce toujours. Nous n'avons en effet jamais vu de chancres, avec induration de leur base, laissés à eux-mêmes, sans qu'ils n'aient produit à distance et invariablement des accidents secondaires. Un point fort important à noter, c'est que la fréquence de ces accidents ne paraît pas être en raison directe du nombre des ulcératios primitives, mais au contraire en raison inverse de l'intensité de l'inflammation de ces ulcérations ; une inflammation vive gênant ou empêchant l'absorption.

On est d'autant plus prédisposé à la syphilis consécutive qu'on a eu des récidives plus fréquentes de syphilis primitive. Il est des individus à constitution faible chez lesquels les accidents

secondaires se développent dès la première affection, même sans avoir présenté l'induration caractéristique.

Traitement. Comme dans toutes les affections
syphilitiques, diverses méthodes de traitement ont
été tour à tour préconisées, employées, puis enfin
abandonnées.

Les médecins anglais Cruiskanck, Fabrice de
Hilden ont employé les acides dans le traitement
du chancre ; ils administraient dans les vingt-
quatre heures quatre grammes d'acide chloridrique étendu d'eau ; prétendant avoir retiré de très-
bons résultats de cette médication, qu'ils ont fortement préconisée. Certains médecins français ont
voulu suivre leurs traces ; mais cette méthode est
aujourd'hui tombée en désuétude, l'expérimentation n'en ayant été couronnée d'aucun succès.

En France, le plus grand nombre des médecins veut que l'on soumette au traitement mercuriel l'individu atteint de chancres primitifs ; quelques uns même font panser les ulcérations chan-
creuses avec de la charpie enduite avec de l'onguent mercuriel. Nous croyons le premier moyen
inutile ; nous repoussons le second comme étant

tout à fait nuisible. L'onguent mercuriél, en effet, augmente la suppuration, et plus la suppuration est abondante, plus le danger de l'absorption
est considérable.

Arrivons à la description de la médication qui,
par les bons résultats qu'elle a fournis, commence
à devenir générale.

Trop souvent, en thérapeutique, nous sommes
guidés par un empirisme aveugle; nous devons
donc, quand nous le pouvons, abandonner l'ornière de la routine, et nous rendre compte de la
manière d'agir des médicaments ou de leur raison
d'application. Ainsi, dans le chancre, il y a altération des tissus par inflammation, puisqu'il est à
son début une maladie locale aiguë. Les antiphlogistiques devront donc être d'abord employés. A
leur tête, nous placerons, dans le traitement du
chancre, le nitrate d'argent; de même que l'onguent mercuriel dans les érysipèles, le nitrate d'argent dans les ophtalmies aiguës , etc., agissent
comme bons antiphlogistiques, puisqu'ils détrui-
sent vite l'inflammation.

Ainsi, au début, régime doux et modéré, repos, abstinence de boissons alcooliques, applica-

tion du nitrate d'argent suivant des règles conve-
nues, et pansement au vin aromatique. Parmi les
diverses médications appliquées à l'Hôpital des
vénériens, ce dernier moyen a fourni jusqu'ici les
meilleurs résultats. Il est très peu de cas où, combiné avec la cautérisation, il n'atteigne pas le but.
Quelle que soit la période de la maladie, à moins
de complication grave de laquelle il pourrait résulter une indication pressante et particulière, le
vin aromatique est appliqué sur la surface des
chancres au moyen d'un plumasseau de charpie
fine imbibée de ce liquide, mais de manière toutefois qu'il ne coule pas sur les parties environnantes, ce qui les macérerait et retarderait ainsi
la guérison.

Le pansement doit être renouvelé au moins
quatre fois par jour pendant la période de progrès
du chancre, afin de ne pas laisser le pus s'inoculer de proche en proche par son séjour à la surface de l'ulcère. Cette condition est de rigueur,
car la sécrétion chancreuse est l'agent qui tend
sans cesse à agrandir la plaie, comme on le remarque dans l'inoculation artificielle ; aussi, à chaque pansement doit-on absterger exactement la

surface. Dès que le chancre en période de réparation est arrivé à n'être plus qu'une lésion simple, les pansements doivent être de moins en moins fréquents, et toujours faits avec beaucoup de ménagement pour ne pas déchirer la petite cicatrice qui tend à se faire. Il est bon alors, pour détacher la charpie qui peut adhérer aux tissus, de faire tomber quelques gouttes de vin aromatique pour l'humecter. Si le vin aromatique vient en quelque sorte tanner les tissus sur lesquels il est appliqué, il diminue aussi la sécrétion purulente, et garantit par la même action les parties voisines.

Mais l'emploi combiné de la cautérisation par le nitrate d'argent donne à cette médication une action bien plus rapide. La cautérisation répétée modifie la vitalité de l'ulcère, agit fortement et comme caustique destructeur, tant qu'un fond grisâtre tapisse l'intérieur du chancre ; puis, dès que la surface se montre rosée, excitant à la production de bourgeons charnus, qu'elle doit réprimer dès qu'ils tendent à dépasser les limites convenables, elle ne se borne plus vers la fin de la maladie qu'à exercer une action siccative, en blanchissant les surfaces des ulcérations.

A l'aide de cette médication, on obtient la guérison radicale des chancres en huit ou dix jours, et il est rarement besoin d'un temps plus long.

Arrivons au traitement du chancre dans ses diverses déviations.

Le chancre uréthral doit être traité par les moyens que nous venons d'indiquer ; seulement, la cautérisation s'opère à l'aide du porte-caustique L'Allemand ; on a soin ensuite de faire faire des injections au vin aromatique, que l'on étend de moitié de son poid d'une solution opiacée pour ne pas trop irriter. Presque toujours ces chancres sont accompagnés d'un écoulement muco-purulent. Si l'écoulement ne tient qu'à l'irritation produite par le chancre, on procède comme nous venons de le dire, et l'écoulement se tarit à mesure qu'avance la guérison du chancre. Si au contraire il y a blennorrhagie, on guérit d'abord le chancre, puis on traite la blennhorragie, comme il sera dit plus loin.

Les chancres de l'anus réclament aussi les mêmes indications. Il faut, par les lavements émollients, les purgatifs minoratifs, entretenir la li-

berté du ventre, afin d'éviter les tiraillements produits par le passage des fèces, susceptibles d'empêcher la cicatrisation. Si une mèche peut être
supportée sans irritation dans l'anus, on aura soin
d'en introduire une, imbibée de ce vin aromatique, qui agira non seulement en isolant les tissus,
mais encore par la nature du liquide. Dans le cas,
contraire, on se bornera à appliquer sur l'anus un
plumasseau de charpie avec le vin aromatique. En
toute circonstance, on devra faire dans l'anus des
injections avec ce vin.

Si les chancres, quel que soit leur siége, ont
une telle tendance inflammatoire que l'on craigne
même la gangrène, non pas à cause de l'intensité
du virus, puisqu'il est toujours le même, mais en
raison de l'idiosyncrasie de l'individu, il faut employer tout le cortége des antiphlogistiques : saignées générales et locales, repos absolu, bains,
diète, etc. Ce sera toujours à la sagesse du praticien de régler l'emploi de ces moyens d'après la
constitution du malade.

Il faut bien se garder d'appliquer des sangsues
sur des parties pourvues d'un tissu cellulaire très
lâche, comme au prépuce par exemple, qui s'infil-

tre facilement, ce qui devient une source d'accidents très graves et dont on a souvent de la peine
à se rendre maître. Dans ce cas, c'est aux environs
de la partie malade que cette application doit être
faite. On doit avoir soin aussi de ne pas appliquer
les sangsues sur un point déclive où le pus puisse
couler, car les piqûres ne manqueraient pas de
s'inoculer, et on aurait ainsi autant de chancres
qu'on aurait appliqué de sangsues. Nous avons vu
de semblables cas dans lesquels les ulcérations de
chaque piqûre venaient ensuite à se réunir et à
former un vaste ulcère dont il était difficile d'obtenir la guérison.

Quand on craint que le pus ne coule sur les piqûres, on a soin de les couvrir d'une compresse
trempée dans l'eau blanche, double moyen qui les
garantit et les fait guérir plus vite.

Dans quelques cas d'ulcérations étendues, les
bords s'amincissent, se décollent, et réclament des
moyens particuliers. Comme c'est presque toujours à la suite des bubons (chancres ganglionnaires) que ces accidents ont lieu, nous indiquerons
ces moyens quand nous parlerons de ces derniers.

D'autres fois, l'induration de la base du chancre, faisant obstacle à la circulation, empêche encore la cicatrice de se former. Il est alors quelquefois avantageux d'appliquer des sangsues dans
l'ulcération même, moyen peu douloureux et qui
dégage bien les tissus ; mais ce n'est toujours
qu'une exception, à cause de l'irritation constante
produite par les piqûres, et de la difficulté de faire
mordre les sangsues dans le point précis. Les
pommades mercurielles, que nous avons pros-
crites jusque-là, deviennent utiles dans ces cas
d'induration. Le mercure en effet fond et dissout
cette induration. Toutefois, l'induration n'empêche pas la cicatrisation d'une manière absolue, car
il arrive souvent que la cicatrisation se fait et que
l'induration persiste.

D'autres fois encore, un chancre à marche régulière est devenu phagédénique par suite d'un
pansement trop excitant ; il faut alors revenir aux
émollients, aux bains locaux, à des antiphlogistiques, mais dont l'action ne devra pas être trop
prolongée, car sous l'influence de ces moyens appliqués d'une manière absolue, l'ulcère devient
pâle, blafard, pouvant s'étendre en superficie, et

demande en ce cas une légère excitation pour revenir à une marche plus heureuse.

Dans le cas où le chancre est très douloureux, il faut employer les anodins et l'opium en particulier. Nous formulons souvent ainsi :

| Vin aromatique du Codex | 125 grammes. |
| Extrait gommeux d'opium | 2 grammes. |

C'est alors que la maladie offre des nuances très délicates et qui demandent toute l'attention du praticien.

Dans les cas enfin où le pus est retenu par la conformation des parties (quand il y a phymosis par exemple), il faut bien se donner garde de débrider, car la plaie deviendrait bientôt chancreuse; il faut au contraire avoir soin de faire souvent entre les parties des injections, émollientes d'abord, pour entraîner le pus, puis siccatives, et enfin chercher à y introduire doucement de petites boulettes de charpie fine, sèches ou enduites de cérat, pour isoler les tissus. La cicatrisation se fait ainsi à couvert, et permet ensuite d'opérer le phymoisis, si besoin est.

MOYENS PROPHYLACTIQUES.

De même qu'il appartient à tout bon gouvernement de parer le plus possible, par des mesures de police hygiéniques bien entendues, aux désordres qui naissent des relations publiques des sexes, de même aussi il est du devoir du médecin, non seulement de définir les maladies, d'en indiquer les remèdes , mais encore de faire connaitre les moyens qui peuvent préserver de ces mêmes maladies.

Laissant donc de côté les préjugés, nous ne croirons pas manquer à la morale en indiquant ces moyens chaque fois que l'occasion s'en présentera.

De tous les moyens sortis de la spéculation, le *condom* (boyau de mouton épuré), est celui qui nous paraît le plus sûr, et qui donne le plus de garantie, bien qu'il n'empêche pas la contagion d'une manière absolue. En effet, il peut se déchirer, abandonner la verge, ou rester perméable et laisser ainsi les parties génitales exposées aux chances d'infection. D'ailleurs, il ne remplit pas les conditions d'un coït normal naturel, ce qui le fait repousser à différents titres par la majorité des individus.

1° Avant l'acte du coït, il faut bien remarquer s'il n'existe pas quelques éraillures, quelques solutions de continuité sur le prépuce ou sur le gland, et s'il en existe, il faut s'abstenir. Nous ne conseillons jamais d'enlever la sécrétion sébacée qu'on nomme *smegma*, qui garantit jusqu'à un certain point les parties sous-jacentes, et fait ainsi office de condom naturel ; et cela, contrairement à l'opinion de certains auteurs qui prétendent que cette matière sébacée acquiert de l'acrimonie par son séjour plus ou moins prolongé, et que cette humeur peut devenir l'élément du virus vénérien, même chez les personnes les plus chastes.

2° Pendant le coït, le rapprochement doit être aussi court que possible.

3° Après le coït, les soins de propreté doivent être d'une excessive minutie. Ici, les lotions savonneuses, alcalines, au vin aromatique, les chlorures étendues d'eau, sont d'une grande utilité et pourront, par leur action chimique, modifier ou détruire le virus.

Considérant dans ce chapitre le chancre comme une maladie purement locale, nous n'avons dû indiquer que des moyens locaux. Au chapitre des accidents généraux, nous parlerons du traitement général et des préparations mercurielles en particulier.

RÉSUMÉ.

Il résulte donc des diverses règles établies et qui ressortent comme conséquence des expériences faites dans ces derniers temps :

1° Que sans chancre, il n'est point de syphilis ;

2° Que le chancre est à son début une maladie locale ;

3° Que le chancre n'est ni dans son fond, ni dans ses bords, ni dans sa base, mais tout entier dans le pus qu'il sécrète ;

4° Que l'inoculation est le seul diagnostic certain des maladies syphilitiques primitives ;

5° Que les symptômes secondaires ne sont pas en raison du nombre de chancres antécédents ;

6° Que le chancre ne donne pas de nécessité

lieu aux symptômes secondaires, mais que l'induration de sa base les produit toujours ;

7° Que le pus du chancre diffère essentiellement de celui de la blennhorragie ;

8° Que le pus du chancre, toujours inoculable
à sa période de progrès, ne l'est plus à sa période
de réparation ;

9° Que le chancre est aux symptômes secondaires de la syphilis ce que la morsure du chien
enragé est à l'hydrophobie.

CHAPITRE II.

DU BUBON.

Définition. On entend par BUBON (*boubôn*) aine, mot impropre, mais que tous les auteurs conservent parcequ'il est généralement bien compris, l'engorgement des ganglions en général, et plus particulièrement l'engorgement des ganglions de la région de l'aine. Cependant les bubons peuvent se développer sur toutes les parties du corps pourvues de ganglions sous-cutanés, avoisinant une ulcération, ou étant le siége de quelque phlegmasie occupant le trajet des vaisseaux qui se rendent à ces ganglions.

Division. Nous devons envisager ici le bubon surtout sous le point de vue d'une origine syphilitique, origine qui du reste est généralement la plus commune.

Les ganglions de l'aine d'abord, avons-nous

dit, puis les sous-maxillaires et les axillaires, sont ceux qui s'affectent le plus souvent. Nous ferons presque toujours allusion à ceux de l'aine, le praticien pouvant facilement établir les différences relatives au siége.

Nous avons préféré placer ici la description des différentes espèces de bubons, plutôt que d'en faire autant de chapitres distincts, comme l'indique d'ailleurs le tableau. Nous avons eu soin, toutefois, pour éviter toute confusion, de signaler les différences.

Le bubon peut être simple, indépendant de toute cause morbifique spéciale, et dû à l'inflammation qui réagit sympathiquement sur les ganglions engorgés, ou bien reconnaître pour cause un virus, ici le virus syphilitique.

Nous divisons donc les bubons en deux espèces : *Bubons sympathiques* (Adénites simples), et *Bubons symptômatiques* (Chancres ganglionnaires.)

Il y a encore des *Bubons d'emblée* niés par beaucoup d'auteurs, mais dont l'existence est aujourd'hui incontestable ; ce sont les bubons nés sans qu'il y ait eu affection locale.

Certains auteurs pensent que l'absorption du

virus peut se faire pendant le coït, chez l'homme surtout, sans altération des tissus intermédiaires, et déterminer l'engorgement des ganglions inguinaux. Pour nous, c'est la fatigue, les veilles, les marches forcées, l'abus du coït surtout qui détermine ordinairement cette variété de bubons ; en effet, quand ils arrivent à suppurer, ce qui est rare, le pus qu'ils fournissent n'est pas inoculable; car ils sont toujours sympathiques, et quand le pus qu'ils ont fourni était virulent, c'est que le bubon avait été précédé d'un chancre, passé inaperçu, et dont on pouvait retrouver avec un peu d'attention la trace récente ; alors le bubon n'était pas d'emblée.

Causes. Une ulcération simple de la jambe ou du pied, une phlegmasie des environs de l'anus, un écoulement blennorrhagique sont les causes ordinaires des bubons sympathiques, tandis que la cause constante du bubon symptômatique est l'absorption lymphatique du virus vénérien. Plusieurs auteurs regardent comme une des causes occasionnelles et fréquentes des bubons la cautérisation par le nitrate d'argent de l'ulcération primitive, donnant pour raison que la petite escarre qui se

forme à la suite de la cautérisation, empêche l'ex-
halation extérieure du pus qui, ainsi répercuté
porte son action sur les glandes environnantes. A
cela nous répondons que la cautérisation, loin
d'être une cause, est un obstacle à la formation
des bubons. En effet, elle diminue, comme nous
l'avons dit ailleurs, la sécrétion chancreuse, et
parconséquent donne à l'absorption moins de chances de s'effectuer. Quoi qu'il en soit de cette assertion, les faits viennent à l'appui, car il n'en est
pas de bien authentiques dans lesquels les bubons
soient survenus postérieurement, et par le fait de
la cautérisation. Depuis plus de dix ans que nous
nous livrons à l'étude de ces affections, nous n'a-
vons jamais observé de bubons après la cautérisation ; et cependant nous avons vu employer, et
nous employons nous-même tous les jours la cautérisation dans le traitement des ulcérations primitives. Nous dirons plus : nous avons souvent vu
des bubons à marche aiguë rester stationnaires
après cette même cautérisation.

Siége. Quand le bubon est dû à une lésion du
membre inférieur ou des environs de l'anus, il affecte les ganglions superficiels ; on a remarqué

aussi qu'il siégeait au dessous du pli crural, tandis qu'il se développe au dessus de ce pli quand il a pour cause une lésion des parties génitales. Plus tard, par l'engorgement du tissu cellulaire, la tumeur se met souvent à cheval sur ce pli, et elle paraît divisée en deux parties par la pression que le ligament crural exerce sur cette tumeur.

A moins que le bubon ne soit dû à une cause de mauvaise nature, comme le cancer, il ne débute jamais par les ganglions profonds ; quand il les occupe, c'est toujours parceque l'affection s'est communiquée de proche en proche des superficiels aux profonds.

Il faut encore distinguer les bubons sus-aponévrotiques des sous-aponévrotiques. Le plus souvent, les seconds sont accompagnés de symptômes beaucoup plus aigus à cause de l'étranglement des ganglions par l'aponévrose ; ils réclament alors des antiphlogistiques plus actifs.

En traitant du siége du chancre, nous avons décrit son influence sur le siége du bubon. Si le chancre est éloigné du frein, c'est ordinairement du côté où il existe que se développera l'affection des ganglions ; s'il est près de ce frein, ce sera plutôt du côté opposé ; enfin, si le chancre occupe le frein lui-même, le bubon naîtra indifférem-ment d'un côté ou de l'autre ; souvent même il y en aura deux.

La statistique a prouvé que les bubons étaient plus communs chez les hommes que chez les fem-mes ; chaque auteur a expliqué ce fait à sa façon ; il est également certain que les gens du peuple y sont plus exposés que d'autres, ce qui tient à leurs travaux plus pénibles, à leurs écarts de régime, aux soins moins bien dirigés et qui ne leur arri-vent que beaucoup plus tard.

Marche. C'est moins pendant la période la plus inflammatoire du chancre que l'on voit survenir les bubons qu'à son déclin (l'inflammation nui-sant à l'absorption). Si le principe d'un bubon n'est pas déjà absorbé quand la plaie du chancre guérit, on peut être sûr qu'il n'y aura pas bubon ; mais si l'induration persiste à la base du chancre, ce chancre, bien que cicatrisé, n'est en réalité pas encore guéri, et un bubon peut apparaître, quoique ce cas soit très rare.

On reconnaît le développement d'un bubon à un certain malaise, à un tiraillement que le malade ressent dans la partie qui en est le siége. Un ou plusieurs ganglions se tuméfient ; il sont d'abord durs, isolés, roulant sous la peau, et sensibles à la pression ; puis ils grossissent, deviennent douloureux ; le tissu cellulaire ambiant s'engorge, les téguments cessent d'être mobiles, la peau rougit, se tend, s'amincit ; le malade ne marche qu'avec une extrême difficulté. La douleur devient gravative, un mouvement fébrile a lieu, surtout le soir ; quelques frissons se font sentir et annoncent la suppuration.

Le bubon ne suit pas toujours cette marche aiguë. Quelquefois il débute par l'état chronique, ce qui constitue *le bubon indolent ;* il suit bien la même progression, mais avec beaucoup plus de lenteur ; il y a du gonflement, mais sans douleur, ni rougeur, ni chaleur ; les symptômes de réaction générale manquent presque toujours. Le volume de ces bubons devient quelquefois énorme. La marche des bubons indolents est insidieuse, passant souvent avec facilité de l'état le plus chronique à l'état aigu, et *vice versâ :* le praticien doit les surveiller avec soin s'il veut éviter les mécomptes.

Quand l'inflammation s'est étendue aux ganglions profonds, le malade éprouve un sentiment de distension très douloureux, causé par la compression des faisceaux nerveux, et l'étranglement qu'exerce l'aponévrose sur les ganglions gonflés.

Durée, Terminaison. Quand, par des moyens rationnels, on n'a pu faire avorter un bubon, et qu'il arrive à sa suppuration, sa durée ordinaire est d'un mois à six semaines, souvent au delà. Quand la résolution s'opère, le bubon disparaît souvent en moins de huit jours; mais la durée se prolonge surtout quand le bubon affecte une marche chronique. Sans parler du traitement suivi, la santé générale de l'individu, l'état des voies digestives, influent beaucoup sur la marche et le mode de terminaison d'un bubon. Cette terminaison peut avoir lieu comme dans toutes les inflammations par résolution, induration, suppuration ou gangrène.

La résolution est le mode de terminaison le plus désirable; c'est le retour de la maladie à l'état normal.

L'induration ne se présente que quand l'inflammation a été chronique, et n'a pas parcouru tou-

tes ses périodes, principalement chez les sujets affaiblis; ce sont ces bubons qu'on appelle *squir-
rheux*. Disons ici que jamais l'affection syphilitique ne dégénère en cancer, s'il n'y a pas une
prédisposition particulière, idiosyncrasique, qui
vient presque toujours de l'hérédité.

La suppuration est le terme le plus ordinaire
des bubons à marche aiguë ; elle est quelquefois
très difficile à diagnostiquer, surtout lorsqu'elle a
son siége dans les ganglions profonds. Quand elle
a lieu, outre les symptômes que nous avons cités,
on sent la fluctuation, mais il faut prendre garde
de s'en laisser imposer par une sorte d'engorgement élastique dû aux ganglions.

La gangrène arrive par excès d'inflammation,
mais elle se borne d'elle-même à la peau, et ne
reclame que les moyens généralement employés
contre elle.

Diagnostic. Le diagnostic est assez facile, surtout si l'on fait attention aux signes commémo-
ratifs et aux autres symptômes existants. Le bubon
forme une tumeur ovalaire dont le grand diamètre
est parallèle au pli de l'aine, et qu'on distinguera
des hernies et des anévrismes qui existent quel-

quefois dans ces points à la marche et aux symptômes qui sont tout à fait différents.

Le diagnostic resterait-il douteux, on agirait
comme si on avait affaire au cas le plus grave. Il
vaudrait mieux prendre un bubon pour une hernie d'abord que d'aller ouvrir une anse d'intestin
pour un bubon.

L'aspect de la tumeur, son siége, sa forme, sa
rénitence, sa marche, sa durée, sa terminaison
même n'apprennent rien sur la nature intime du
bubon. Là encore, il n'y a qu'un diagnostic certain, c'est l'inoculation, quand le bubon vient à
suppurer. Pour la faire, on prendra du pus du ganglion, celui du tissu cellulaire étant nécessairement simple, et l'on aura les mêmes résultats que
pour le chancre, si le bubon est virulent. Le bubon simple a moins de tendance à la suppuration.

Il faut encore distinguer les bubons primitifs,
dus à la cause locale primitive dont nous parlons,
des bubons secondaires nés sous l'influence de la
vérole constitutionnelle, et qui sont accompagnés
presque constamment d'autres symptômes secondaires ; enfin, des bubons pestilentiels qui siégent

de préférence aux aisselles et ont pour caractère la maladie concomitante.

Pronostic. Comme pour le chancre, nous envisagerons le bubon sous deux points de vue :

Premièrement, comme affection locale ; secondement, comme affection pouvant entraîner l'affection générale.

§ 1. — Le pronostic du bubon, comme affection locale, est plus sérieux que celui du chancre. Le premier inconvénient, quand il siége dans l'aine, est de condamner les malades à un repos presqu'absolu, la marche tiraillant les tissus et les irritant sans cesse. La constitution de l'individu, son état de santé actuel influent puissamment sur le pronostic.

On devra toujours craindre la suppuration, les décollements de la peau, la pourriture d'hôpital chez un scrofuleux, un scorbutique, chez celui dont les principaux viscères sont malades antérieurement, surtout les organes digestifs ; chez celui encore qui habite un lieu humide, malsain.

Quand le bubon est chronique, si les symptômes ne vont pas en diminuant d'une manière rapide, on doit craindre l'induration.

Dans la plupart des bubons qui ont suppuré longtemps, ou ont été déviés dans leur marche, un autre inconvénient consiste dans les cicatrices difformes, indélébiles qui leur succèdent et font le tourment de ceux qui en sont victimes.

Beaucoup d'individus sont morts des suites d'un bubon. Nous avons vu un sujet chez lequel la suppuration s'était étendue jusqu'à l'artère crurale qu'elle avait fini par miner, et le malade mourut d'hémorrhagie. D'autres fois, le foyer purulent est tellement considérable qu'il peut envahir toute la fosse iliaque, et la résorption faire périr le malade. Il est donc convenable d'appliquer un traitement prompt et rationnel aux bubons dès qu'ils apparaissent, car on ne peut souvent pas prévoir les suites, ni se rendre maître des accidents qu'ils pourraient entraîner.

§ 2. — Le pronostic du bubon, comme affection pouvant entraîner l'infection générale, est identique à celui du chancre. Un bubon syphilitique, quels qu'aient été sa durée et son mode de terminaison, n'est pas de nécessité suivi d'acccidents secondaires; seulement, on a quelques chances de plus d'absorption que pour le chancre, à cause de

l'étendue et de la plus longue durée de l'ulcère.
Ici, plus encore que pour le chancre s'il est possible, ce que doit rechercher avant tout le praticien, c'est une guérison prompte, la résolution, si faire se peut, sans s'inquiéter de l'opinion de quelques anciens médecins qui, craignant de renfermer le loup dans la bergerie (*sic*), conseillaient de faire suppurer longtemps le bubon pour entraîner le virus syphilitique. L'expérience a prouvé que ce virus n'était pas entrainé au dehors, mais bien absorbé par les vaisseaux lymphatiques, et qu'alors il y avait, indépendamment des autres inconvénients, plus de symptômes secondaires à la suite de cette méthode que dans les cas de guérison prompte.

Traitement. Quelle que soit l'opinion qu'on se soit formée sur la nature du bubon, le traitement au début est le même. On doit toujours rechercher la résolution, et pour y parvenir, on procède de diverses manières, selon l'état plus ou moins aigu du bubon.

Si le bubon est à son début, le premier soin est de chercher à le faire avorter. Pour cela, le malade étant placé dans des conditions hygiéniques et

de santé générale satisfaisantes , on le condamne
au repos absolu, en éloignant toutes les causes irritantes, et on fait la compression sur l'engorgement. Pour être utile, cette compression doit être
employée assez longtemps, autrement on s'exposerait à la réaction. Si la compression occasion-
nait trop de douleur, on l'abandonnerait pour recourir au traitement que nous indiquerons pour
l'état aigu. La compression se fait avec le *spica* de
l'aine (une longue bande et des compresses gra-
duées), ou mieux à l'aide d'un petit appareil imaginé par M. Chabasse, élève à l'Hôpital des vénériens de Paris. Cet appareil consiste dans une
petite planchette ovale, couverte d'une peau de
chamois, armée de deux boucles et garnie d'une
longue courroie à l'aide de laquelle on peut graduer la compression à volonté et la rendre énergique. Ce moyen compressif nous a donné de beaux
résultats, surtout dans des circonstances que nous
aurons à examiner plus loin.

Une autre méthode consiste, quand l'état du
sujet le permet, à couvrir la tumeur de glace et
à l'entretenir pendant un ou deux jours pour éviter la réaction. Ce moyen, comme la compression,

demande de la persévérance, mais il a besoin d'ê-
tre employé de bonne heure; on y recourt rarement. M. Denis, chirurgien de l'Hôpital militaire
du Gros-Caillou, l'a surtout mis en usage et en a
obtenu des succès. Il l'a cependant à peu près
abandonné, dit-on. Si le bubon est peu douloureux, le repos, les compresses imbibées d'un liquide résolutif, eau blanche, eau alumineuse, ou
un cataplasme de farine de lin, froid, et arrosé de
ces liquides, ou fortement laudanisé, un emplâtre
de Vigo *cum mercurio* suffiront dans la plupart
des cas. Dans des cas simples, et si le malade est
obligé de marcher un peu, on applique pendant
le jour un emplâtre de Vigo, et la nuit le cataplasme, comme nous venons de l'indiquer. La disparition de l'engorgement est toujours très lente.

Si le bubon a une marche plus aiguë, on le
couvre de vingt à trente sangsues qu'on applique
sur la tumeur même, si on croit ne pas avoir à
craindre la suppuration; sinon on les place autour
de la base du bubon, dans l'appréhension qu'il ne
se fasse une inoculation des piqûres de dedans
en dehors, si le bubon est virulent. On prescrit en
même temps le repos, la diète, la flexion du mem-

bre malade pour éviter les tiraillements, les cataplasmes et les bains entiers qui sont de très bons
adjuvants. Les bains de siége tendent trop à con-
gestionner les parties pour que nous les prescri-
vions.

Dans ces derniers temps, M. Renaud, chirurgien militaire de l'Hôpital de Toulon, a préconisé
une méthode inventée par un autre chirurgien
militaire, M. Malapert, et dont on a certainement
retiré de bons effets pour la résolution des bubons.
Elle consiste dans l'application, sur la tumeur,
d'un petit vésicatoire. Après avoir enlevé l'épiderme, on applique sur la surface dénudée, un
plumasseau de charpie imbibée du liquide suivant.

Eau distilllée,   32 grammes.
Deuto-chlorure de mercure,   1 gramme.

qu'on laisse de une à trois heures, jusqu'à formation d'une escarre qui entame l'épaisseur du
derme. Des cataplasmes émollients, laudanisés,
sont appliqués le premier jour, et remplacés ensuite jusqu'à la chute de l'escarre par des compresses imbibées d'eau blanche. La plaie qui succède est pansée avec un linge troué, enduit de cérat et recouvert de ces mêmes compresses. Ce

moyen réussit surtout lorsque la période aiguë est sur son déclin ; mais il est trop douloureux, et on est à peu près forcé d'y renoncer dans la pratique particulière, quoique cependant il soit plus rapide que beaucoup d'autres.

Quand le bubon n'est pas très inflammatoire, très douloureux, ou qu'il ne l'a jamais été, c'est le moment d'ajouter la compression aux moyens que nous venons d'indiquer. En effet, nous avons souvent obtenu par l'usage combiné de la compression la résolution de bubons dans lesquels il existait même déjà un commencement de suppuration.

En beaucoup de cas, dans lesquels nous soupçonnions déjà la fluctuation sans qu'elle fût bien évidente, nous avons eu recours à une méthode mixte dont nous avons toujours eu à nous louer. Nous commençons par appliquer sur la tumeur de vingt à trente sangsues, et sur les piqûres des compresses imbibées d'eau blanche et laudanisées. Si l'état inflammatoire l'exige, nous revenons le jour même ou le lendemain aux saignées locales et mêmes générales. Douze heures après nous remplaçons les compresses par un vésicatoire, assez grand pour couvrir toute la tumeur. L'effet du vésicatoire opéré, et l'épiderme enlevé, nous revenons aux compresses imbibées d'eau blanche et de laudanum, et par dessus nous faisons la compression, en ayant soin de recommander au malade d'humecter constamment avec le liquide résolutif les compresses qui reposent sur la tumeur, en faisant glisser ce liquide goutte à goutte entre la peau et la compression qui est toujours maintenue. A l'intérieur, comme adjuvant, et pour faciliter le cours du sang veineux dans le bassin, en chassant les fèces, on administrera opportunément une bouteille d'eau de Sedlitz ou tout autre purgatif salin.

Par cette médication, nous avons obtenu en quatre ou cinq jours la résolution de bubons datant de plusieurs jours et bien développés.

Dans certains cas d'engorgements indolents et durs, c'est aux onctions mercurielles secondées de la compression que nous avons recours. Il est peu de circonstances, à moins qu'il n'y ait inflammation vive, dans lesquelles une compression bien faite ne soit avantageuse. A nos yeux, elle est peut-être la base du traitement du bubon ; elle réussit toujours quand le tissu cellulaire est seul engorgé et indolent. Mais nous sommes loin de partager l'opinion de M. Malgaigne, qui veut qu'on écrase ces noyaux indurés avec un cachet par exemple. En effet, le paquet des nerfs et des vaisseaux cruraux peut être tellement lésé par cette méthode, qu'il peut survenir des paralysies ou des hémorrhagies bien plus graves que la maladie primitive.

Dans plusieurs de ces cas de bubon indolent, il est bon d'exciter un peu le travail de la nature par des applications maturatives ou irritantes. Ainsi : cataplasmes d'oignons de lis, onctions d'onguent de la mère, frictions avec l'onguent mercuriel sur toute la tumeur et les parties voisines, avec la pommade stibiée, celle d'hydriodate de potasse, etc.; mais on doit s'arrêter dès qu'on a changé un peu la marche de l'affection, sans insister jusqu'à la suppuration, puisque souvent alors on peut tenter de nouveau la compression et obtenir la résolution.

Arrivons maintenant au traitement du bubon suppuré.

Après avoir employé les résolutifs et les antiphlogistiques, si la suppuration tend à se faire, il ne faut pas trop y mettre obstacle. Dans ce cas, on ne doit pas attendre que le bubon abcède de lui-même, mais au contraire donner issue au pus dès qu'on a reconnu que la masse des ganglions est fondue, et si nous agissons ainsi ce n'est pas dans la crainte des accidents secondaires, mais bien dans celle d'avoir un foyer purulent plus étendu, un décollement et un amincissement plus grands de la peau, une suppuration de plus longue durée et des cicatrices qui étant plus étendues, sont plus difficiles à dissimuler, le médecin devant toujours chercher à rendre les cicatrices le moins difforme possible.

M. Ricord, par les mêmes raisons qui font que nous n'attendons pas que le bubon abcède de lui-même, conseille d'ouvrir dès qu'on a reconnu la présence du pus. Cette méthode offre des inconvénients dans la pratique, et nous avons pu constater dans la nôtre particulière, qu'elle prolonge la maladie et cause souvent l'induration des ganglions.

Dans le plus grand nombre des cas, il est facile de reconnaître la suppuration d'un bubon. Quelquefois cependant celle-ci n'arrive que lentement et par parties, comme dans les abcès froids, mais la marche la plus ordinaire des bubons virulents est celle d'un phlegmon.

Le malade éprouve alors quelque malaise, perte d'appétit et souvent un léger mouvement fébrile. On sent facilement la fluctuation lorsque le pus existe dans le tissu cellulaire sous-cutanné, mais il arrive assez souvent que les ganglions superficiels et surtout les profonds ressemblent à un faux tissu de rate, et qu'ils donnent une sensation trompeuse de fluctuation ; il est toujours prudent d'ouvrir en de pareils cas, et dans la crainte que le pus ne vienne à fuser sous les aponévroses. Le débridement d'ailleurs serait encore avantageux, s'il n'y avait pas de pus, puisqu'il détendrait les parties malades.

Il existe encore un cas où il est très facile de tomber dans l'erreur, c'est lorsque la suppuration s'est formée isolément dans les ganglions ; il faut toujours alors chercher la suppuration isolément et non en masse, car il arrive souvent qu'il n'existe qu'un petit point suppuré, et au lieu de sentir la fluctuation, on trouve un point qui n'offre plus de résistance et autour duquel existe un cercle d'induration ; c'est là qu'il faut ouvrir.

On doit ouvrir un bubon par une simple ponction dans le sens du pli de l'aine, à moins que la peau ne soit trop décollée ; il vaudrait mieux alors inciser plus largement, en dirigeant l'instrument obliquement à ce pli pour éviter le recoquillement des bords de la plaie, ce qui gênerait la cicatrisation.

Certains chirurgiens, M. Denis entre autres, conseillent de faire des ponctions multiples : une par exemple à chaque extrémité du grand diamètre de la tumeur, et même un plus grand nombre si le volume de cette tumeur l'exige. Les ponctions se font toujours à la circonférence pour ménager la peau du centre qui est amincie et qui se désorganiserait plus vite. Ce sera au praticien à juger si une seule ponction suffira à vider la tumeur, ce qui suffit en effet le plus souvent. Cependant des ponctions multiples offrent quelquefois des avantages. Pour nous, nous préférons, dans le cas de suppuration, d'inciser largement. Les caustiques ne doivent être employés que quand le bubon est indolent et a résisté à tous les moyens, ou quand il y a un grand décollement de la peau, et chez les gens pusillanimes qui craignent l'instrument tranchant. On se sert le plus souvent de la potasse caustique ou de la pâte de Vienne.

M. Daime, chirurgien interne à l'hôpital des vénériens de Marseille, a proposé dans une note insérée en août 1839, dans le *Journal des connaissances médico-chirurgicales*, de cautériser les bubons avec le fer rouge, soit à l'état aigu soit à l'état chronique; il prétend, par cette méthode, réprimer en peu de jours tous les bubons, prévenir les décollements énormes et les suppurations interminables; enfin, éviter les cicatrices toujours vicieuses qui résultent des ouvertures faites avec le bistouri ou la lancette. Il se sert d'un fer à cautère fin, d'une ligne à une ligne et demie de diamètre, terminé en pointe mousse, et d'un conducteur en fer. Avec le conducteur, il embrasse la tumeur, et fait pénétrer le fer rougi à blanc jusque dans la glande engorgée. Puis on retire de suite le cautère pour ne pas avoir une escarre trop grande, dès qu'on sent un défaut de résistance.

Ce moyen a besoin d'être sanctionné par l'expérience; mais serait-il trouvé meilleur que ceux déjà connus pour certains cas, il y aurait bien des circonstances où il serait dangereux d'y recourir, par exemple quand l'engorgement siége dans les ganglions profonds, à cause du voisinage des nerfs et des vaisseaux.

Le bubon, une fois ouvert, doit être assimilé aux plaies simples, si le pus est simple ; il doit être au contraire regardé comme un chancre, si le pus est virulent, et traité comme tel. Nous rappellerons donc les indications que nous avons présentées pour les différents états du chancre. Ainsi : pansement au vin aromatique, opiacé, s'il y a beaucoup de douleur, etc.

Il arrive souvent, surtout quand les premiers soins ont été tardifs ou mal dirigés, que la peau se décolle dans une grande étendue, forme des culs-de-sac, s'amincit et devient impropre à la cicatrisation. Cela tient quelquefois à l'inflammation qui persiste dans l'ulcère, et qu'il faut combattre, comme nous l'avons vu pour les cas identiques du chancre, par des sangsues appliquées directement au fond de l'ulcération. Ce moyen échouant, on en vient à l'ancienne méthode d'exciser les bords amincis et frangés avec des ciseaux courbes, ou le bistouri. Certains auteurs préfèrent détruire ces bords par le caustique ; ils y trouvent l'avantage d'exciter la vitalité des tissus, ce qui provoque le recollement de la peau. Mais comme on ne peut jamais borner et préciser l'étendue et la profondeur de la cautérisation, nous préférons l'instrument tranchant.

Un bon moyen, employé récemment, pour obtenir la cicatrisation et le recollement de la peau, consiste à recouvrir l'ulcère d'un vésicatoire fortement saupoudré de cantharides, et si le vésicatoire est insuffisant, à introduire sous ses bords, avec une spatule, de la poudre de cantharides, qu'on renouvelle tous les trois ou quatre jours. Chose remarquable, il n'arrive jamais de complications vers les voies urinaires, sous l'influence du vésicatoire répété, et surtout de la poudre de cantharides. On voit l'ulcère perdre sa teinte grisâtre, son fond se couvrir de bourgeons charnus rosés, qu'on est obligé quelquefois de déprimer avec le nitrate d'argent, enfin les bords reprennent de la vitalité et se recollent. On peut encore aider le rapprochement de ces bords par des bandelettes agglunatives.

Quelquefois il arrive que le tissu cellulaire seul a suppuré, et qu'un ou plusieurs ganglions apparaissent au fond de la plaie comme des champignons ; qu'ils s'élèvent même au dessus de ses bords, en empêchent le rapprochement et parconséquent la cicatrisation. On recouvre alors ces ganglions de cataplasmes enduits d'onguent mercuriel ; s'ils résistent, on les ébarbe avec l'instrument tranchant, puis on revient au pansement avec l'onguent mercuriel. Ordinairement alors la suppuration fond le reste du ganglion et permet le rapprochement des bords de la plaie. Il y a souvent beaucoup de danger à porter trop loin l'instrument, à cause des vaisseaux et des nerfs avoisinant. Cependant, on a remarqué qu'heureusement l'artère, la veine et le nerf cruraux ne se soulevaient pas avec la tumeur. Malgré ce que nous avons dit du caustique, nous préférons souvent attaquer ces ganglions par la pâte de Vienne, dont on applique du reste une couche fort légère.

Quand les ganglions ont suppuré isolément, la peau peut s'être percée en arrosoir et offrir ainsi des fistules intarissables ; on les rencontre surtout quand ce sont les ganglions profonds qui ont suppuré. Quelquefois, on est obligé de débrider ces fistules, mais le plus souvent il vaut mieux y introduire une poudre excitante, cathérétique même, pour exciter la vitalité des tissus. Ainsi de la poudre de cantharides, de la poudre de nitrate d'argent, et plus rarement un trochisque cathérétique, parceque ces caustiques ont une action qu'il est impossible de préciser.

La compression vient ensuite, outre les moyens indiqués, favoriser la guérison.

Quand les bords du bubon sont calleux, indurés, qu'ils sont tout à fait identiques au chancre induré dont la cause est la même, ils doivent être traités comme ce chancre.

Nous n'avons jusqu'ici parlé que des moyens topiques. Nous sommes loin cependant de rejeter le traitement interne : arrivé à une certaine période, que nous préciserons bien au chapitre des symptômes secondaires, nous recourons même à ce traitement, dont nous indiquerons les règles.

Le médecin devra toujours avoir sous les yeux l'état général de son malade, sa constitution, son tempérament, etc., et se conduire d'après les indications qui en découleront.

Ainsi, beaucoup d'engorgements persistent, quoi qu'on fasse, si le sujet est scrofuleux par exemple, et qu'on ne combatte pas cet état général. On doit alors mettre en première ligne le traitement de cette affection. Nourriture substantielle, tisanes amères et toniques, sirop de gentiane, auquel on associe l'iodure de potassium, le protoiodure de fer, etc. Quand le sujet n'est simplement que débilité, épuisé : un peu de bon vin, quelques toniques sont nécessaires. Si au contraire le sujet est plhétorique : bains, boissons délayantes, régime maigre, etc. Enfin, on doit surtout surveiller l'état des organes digestifs et administrer à propos quelques laxatifs, quelques purgatifs salins, etc. L'emploi combiné de ces moyens avec les topiques donnera rapidement d'heureux résultats là où l'on avait échoué jusqu'alors.

CHAPITRE III.

Considérations générales : Symptômes consécutifs de la syphilis. — Syphilis constitutionnelle ou Vérole.

Les symptômes consécutifs de la syphilis se divisent en deux ordres : *symptômes secondaires* et *symptômes tertiaires*, ainsi désignés d'après leur époque habituelle d'apparition.

Nous ferons ressortir les différences de ces symptômes en traitant de leur histoire en particulier. Nous allons étudier de suite les symptômes du premier ordre que nous venons d'établir.

Les symptômes secondaires sont aujourd'hui tellement bien reconnus pour être les conséquences des accidents primitifs de la syphilis, qu'il est inutile de s'y arrêter longtemps pour en montrer la filiation. Mais si nous avons établi que, dès la plus haute antiquité, les maladies vénériennes faisaient déjà des victimes, il n'est pas moins vrai que ce ne fut que pendant l'épidémie du quinzième siècle que les symptômes secondaires préoccupèrent les esprits et attirèrent l'attention des praticiens.

A Fernel, revient l'honneur d'avoir le premier établi une ligne de démarcation entre les symptômes primitifs et les symptômes consécutifs, et donné à l'ensemble de ces symptômes le nom de *lues venerea ;* Jean de Vigo l'appela *vérole confirmée* et Hunter *syphilis constitutionnelle.*

On appelle *symptômes secondaires* ceux qui se montrent d'une manière constante, régulière, chez celui qui a eu des accidents primitifs de syphilis. Le chancre est le point de départ nécessaire, indispensable de ces accidents, ou bien ils reconnaissent pour cause l'hérédité ou transmission par le développement nutritif, ce qui n'a jamais lieu pour le chancre. La syphilis constitutionnelle succède au chancre comme l'hydrophobie succède à la morsure d'un chien enragé.

Le lait, la salive, les sueurs agissent ici comme pour les symptômes primitifs : ils ne communiquent rien, s'il n'y a pas de symptômes contagieux développés à la bouche, au mamelon, à la peau, etc.

Ces accidents ne sont pas toujours les mêmes, et ils affectent telle ou telle forme selon leur siége et la constitution des individus.

De ce que tous ceux qui ont eu des chancres n'ont pas de symptômes secondaires, il n'en faut pas tirer la conséquence que le principe du chancre n'est pas identique chez tous les individus. Nous avons discuté plus haut cette question, et nous avons dit que tous n'étaient pas susceptibles des symptômes secondaires, qu'il fallait y être prédisposé, ce qui tient à l'idiosyncrasie. On a même vu des individus qui, après un premier chancre, n'ont rien éprouvé, et qui, dix ans plus tard, contractant un nouveau chancre, ont été atteints de ces accidents, ce qui s'explique par les diverses modifications que subit l'économie animale.

Les écrivains du seizième siècle, Jean Fernel entre autres en 1551, émirent l'opinion, qui eut depuis tant de partisans, qu'il y avait transport du virus dans la circulation à partir du moment de l'infection primitive et considérèrent comme temps d'incubation l'intervalle qui s'écoule entre l'apparition des symptômes secondaires et la cessation du symptôme primitif. On pensait que pendant ce temps le virus séjournait dans le tissu graisseux, comme le plus paisible.

Nous avons démontré à l'article chancre qu'il n'en était pas ainsi, et que l'affection était d'abord toute locale. En effet, c'est toujours au point précis affecté que se développe le chancre et jamais à distance, comme il devrait souvent arriver dans cette hypothèse, etc.

Astruc pensait que le virus était absorbé par les lymphatiques où il s'associait à la lymphe.

Hunter expliquait les symptômes secondaires par les sympathies et le virus vénérien, ce qui est en partie fondé, tandis que l'école physiologique, rejetant toute spécificité, n'admit que les sympathies, dont elle plaça le centre dans les organes génitaux.

Cette opinion, abandonnée du reste de presque tout le monde aujourd'hui, ne saurait expliquer pourquoi les symptômes secondaires sont les

mêmes, quel qu'ait été le siége de l'affection primitive : les parties génitales , les lèvres , les
doigts, etc., ni pourquoi les symptômes secondaires ne se développent qu'après la cessation des
symptômes primitifs, au moment où toute action
sympathique devrait avoir perdu sa force.

M. Ricord, apportant aussi son explication,
croit que c'est par absorption veineuse qu'a lieu la
vérole; les vaisseaux lymphatiques ne recevant
que les symptômes primitifs; tandis que dès que
l'absorption s'est faite par les veines et que le poison se trouve en contact avec le sang, il est modifié, et les symptômes secondaires se produisent.

S'il en était ainsi, malgré les belles expériences de M. Magendie, qui nous ont montré avec
quelle énergie et quelle facilité se fait l'absorption
par les veines, il devrait arriver que le symptôme
primitif ne resterait local qu'autant qu'il n'avoi-
sinerait pas une radicule veineuse, ce qui au contraire a presque constamment lieu. Nous voyons
cependant que le plus grand nombre des individus
ne sont victimes que de symptômes primitifs.

Pour nous, nous rapprochant de l'opinion d'As-

truc, nous pensons que l'absorption se fait primitivement par les lymphatiques, et que ce n'est que
plus tard que le virus se met en contact avec le
sang, auquel il fait subir de graves modifica.
tions. Nous pensons en outre que si l'absorption
n'a pas constamment lieu, c'est que les glandes
qui se trouvent disséminées dans le trajet des lymphatiques comme autant de nœuds des mailles d'un
réseau, c'est que ces glandes, dis-je ont la propriété de modifier le virus, suivant l'idiosyncrasie
des individus.

Un chancre étant donné, si sa base s'indure,
l'individu aura des symptômes secondaires, voilà
ce qui arrive dans le plus grand nombre des
cas.

Cette induration n'est-elle pas une sorte de travail de la nature ; ne se fait-il pas une imbibition
des tissus où se déposeraient les matérianx de l'infection future, et où les lymphatiques, ou tout
autre mode, viendraient ensuite les absorber à un
moment donné, pour les entraîner dans l'économie ?

Quoi qu'il en soit de toutes ces explications,
qui sont loin de satisfaire l'esprit, avouons fran-

chement que la marche du virus une fois dans l'économie échappe à notre examen, bien que ses effets soient incontestables Nous en tirons la conséquence pratique qu'on doit surveiller tout particulièrement l'hygiène des individus qui ont été affectés de symptômes primitifs de syphilis et chercher à arrêter promptement toute maladie qui tendrait à se développer chez eux.

C'est un fait d'expérience que l'infection générale se fait en raison inverse des forces, indépendamment de l'idiosyncrasie dont nous avons parlé. Ainsi, il y a beaucoup plus de chances pour un individu robuste et pléthorique d'échapper à l'empoisonnement, que pour un individu faible, lymphatique ou épuisé.

Les âges viennent aussi ajouter leur influence : les enfants s'infectent facilement; les vieillards y sont de tous les moins exposés à cause de la lenteur avec laquelle se fait chez eux l'absorption et tout travail morbide. Dans l'âge adulte, les hommes y sont plus sujets que les femmes à cause de leurs écarts de régime, bien que le tempérament de la femme soit plus faible. Mais d'après quelques observateurs, si les règles viennent à cesser, il se produit chez la femme un mouvement général qui favorise l'infection.

Une dernière influence est exercée par les différents états pathologiques. Tout organe habituellement souffrant est une porte ouverte à la vérole : c'est toujours le point le plus faible de l'économie qui cède à l'action du virus.

Apparition. Les symptômes secondaires apparaissent à différentes époques, selon les individus et les circonstances occasionnelles. Le plus tôt qu'on les ait vus se développer, c'est la troisième semaine après l'infection primitive ; mais cela est rare, c'est plus communément après cinq ou six semaines, et plus souvent quelques mois plus tard.

On cite beaucoup de cas dans lesquels ces accidents ne se sont montrés que dix, quinze, vingt ans après ; mais ces faits sont plus rares encore ; les symptômes sont alors plus profonds et plus graves, ce qui fait qu'on les a souvent confondus avec les symptômes tertiaires dont un des caractères essentiels est cette apparition si tardive. Le symptôme secondaire se développe quelquefois pendant l'existence du symptôme primitif. Il n'est pas très rare de voir le chancre se transformer en papule muqueuse, ou une papule muqueuse naître à peu de distance. Ces chancres, ainsi transformés sont encore contagieux, mais ne sont plus inoculables; ils ne transmettent que la papule muqueuse et jamais un nouveau chancre; c'est du reste une forme qui se transmet rarement.

La syphilis constitutionnelle n'attaque pas toutes les parties d'une manière égale chez tous les individus. Chez le lymphatique, le dartreux, les accidents se produisent à la peau; chez le rhumatisant, c'est dans le système fibreux, etc. Il y a des conditions générales, des habitudes, des états pathologiques qui prédisposent à l'affection et influent sur son siége et sa forme. Chez le fumeur, ce seront les amygdales ou l'isthme du gosier. Même siége de prédilection pour l'individu fréquemment atteint d'angines. Pour qui souffre des coryzas, ce sera la muqueuse nazale que frapperont les accidents secondaires. Chez l'enfant, l'affection débutera par l'entrée des muqueuses, celle de l'anus surtout.

Sur une peau sèche naîtront des squammes; sur une peau lâche et molle, des papules mu-

queuses ; sur une peau doublée d'un tissu cellulaire abondant des pustules, etc. Quel que soit le
siége du symptôme consécutif, secondaire ou tertiaire, son développement se fait toujours de dehors en dedans, des parties superficielles aux parties profondes. Ainsi, dans un organe profondément situé, comme un os, c'est encore la partie la
plus superficielle de cet organe qui est le point de
départ de l'affection.

Marche. La syphilis constitutionnelle, dont
nous avons vu la marche si rapide et si meurtrière
pendant le quinzième siècle, n'est plus de nos
jours qu'une affection lente et chronique, bien
que chacun de ses symptômes pris en particulier
puisse suivre une marche aiguë. Elle peut même se
terminer spontanément comme la syphilis primitive, quoique bien plus rarement, quelquefois sans
explication possible ; d'autres fois sous l'influence
d'un changement de climat, de régime, de genre
d'occupation ; sous celle de sueurs, de fièvre, d'é-
vacuations abondantes, etc. Mais la rareté même
de ces cas exceptionnels fait mieux ressortir la nécessité d'un traitement prompt et bien dirigé contre ces affections terribles qui peuvent ruiner la

constitution et amener le rachitisme, la phtisie.

Diagnostic. Le diagnostic peut s'envisager sous deux points de vue ; d'abord, il faut reconnaître que c'est une affection syphilitique, puis différencier le symptôme secondaire du primitif et du tertiaire.

Plus on s'éloigne du moment du début de l'affection, plus le diagnostic est difficile. Ainsi, le symptôme secondaire est plus difficile à reconnaître que le symptôme primitif, et le symptôme tertiaire offrira plus de difficultés encore que le secondaire. Il semble qu'avec le temps s'efface la couleur locale caractéristique.

On examine d'abord les antécédents, toute réserve gardée sur le mode de transmission de la maladie, et sur sa nature intime. Le chancre, ayant existé comme antécédent, établira une forte présomption ; la blennhorragie au contraire aura peu de valeur, à cause de la rareté du chancre uréthral.

Les symptômes existants s'éclaireront l'un par l'autre ; leur forme pustuleuse, ulcéreuse, etc., leur siége aux environs de l'anus, aux amygdales, à la peau, etc., donneront de grandes probabilités.

La persistance des symptômes, leur réapparition après cessation, feront soupçonner la cause spécifique ; le traitement lui-même devra être pris en considération, l'expérience de tous les jours montrant que la syphilis constitutionnelle cède mieux aux mercuriaux qu'à tout autre traitement, etc.

Mettons actuellement en regard les caractères des trois ordres de symptômes dérivant de la syphilis.

Le symptôme primitif a pour caractère essentiel de toujours se transmettre par l'inoculation artificielle et par la contagion, mais jamais par l'hérédité. Si quelques enfants ont présenté des symptômes primitifs à leur naissance, c'est que la femme en était atteinte lors de l'accouchement, et qu'ils se sont inoculés au passage.

Le caractère distinctif du symptôme secondaire, bien qu'il soit encore contagieux à sa première période de transformation, est de n'être pas inoculable. Le symptôme secondaire n'est contagieux que dans la forme de papule muqueuse ; cependant, chose extraordinaire, nous avons maintes fois entendu M. Ricord dire que cette papule une fois contractée par la contagion ne pouvait plus se transmettre de ce second individu à un autre.

Les accidents tels que les pustules, les syphilides tuberculeuses, squammeuses, etc., sont transmissibles seulement par l'héridité. Il ne faudrait toutefois pas en conclure que les enfants qui naissent de parents dans des conditions semblables en sont toujours atteints, car ils peuvent ne pas être susceptibles d'accidents secondaires, puisque nous avons vu qu'il fallait une certaine prédisposition. Les symptômes se transmettent mieux de la mère à l'enfant que lorsqu'ils viennent du père.

Les accidents secondaires affectent la peau, la bouche, le pharynx, l'anus, les organes génitaux et le système lymphatique, tandis que les accidents tertiaires se portent ordinairement sur les parties les plus profondes telles que le tissu cellulaire, le tissu fibreux, le tissu osseux ; ils ne sont ni inoculables, ni contagieux, et affectent quelquefois tout le système, comme la forme scrofuleuse par exemple (ce qui a pu faire dire alors que l'affection scrofuleuse dérivait de la vérole), et succèdent ordinairement aux symptômes secondaires. Cependant il n'en est pas toujours ainsi, les accidents secondaires peuvent manquer et les symptômes tertiaires apparaître les premiers, par une exostose ; mais de tels cas sont exceptionnels.

Nous venons de voir dans ces derniers symptômes des différences bien tranchées, constituant des affections tout à fait différentes, et réclamant aussi pour chacune d'elles des traitements différents. En effet, dans le symptôme primitif le principe reste sur place ; dans le scondaire, il semble être en circulation, et dans le tertiaire, il paraît pour ainsi dire s'être fixé sur tous les points de l'économie.

Pronostic. Le pronostic des symptômes secondaires est peu grave en général comme maladie locale, mais il s'aggrave avec les maladies qui viennent quelquefois compliquer l'affection et qui n'auraient souvent pas eu de gravité chez un individu sain.

La syphilis n'est grave que quand on lui laisse le temps de prendre, pour ainsi dire, droit de domicile, et de miner l'économie.

La syphilis constitutionnelle est encore d'autant plus grave que le malade à moins de force pour résister. Ainsi, le fœtus est souvent tué dans le sein de sa mère ; l'enfant à la mamelle languit, se dessèche et meurt souvent par défaut de nutrition ; l'homme lutte avec le poison, et le vieillard est de tous, celui dont les symptômes sont les moins intenses, mais souvent aussi les plus durables.

Le lymphatique et le bilieux sont ceux sur lesquels le mal a le plus de prise. A constitution égale, les deux sexes résistent également ; nous avons indiqué déjà que, les règles cessant, la femme est dans de pires conditions. Pendant sa gestation, la femme est exposée à l'avortement, mais que celui-ci ait lieu ou que l'accouchement se fasse à terme, les suites sont les mêmes que chez la femme la plus saine.

On s'est demandé s'il fallait traiter une femme enceinte, et si le traitement n'amènerait pas l'avortement : à notre avis, on doit d'autant plus se hâter de combattre la maladie, qu'elle amène souvent la mort du fœtus, et que si on parvient à guérir vite la mère, il y a plus de chances de sauver l'enfant.

Le climat apporte aussi son tribut d'influence. Avec la chaleur on a moins de gravité et plus de facilité d'évolution, et réciproquement avec le froid et l'humidité, moins de promptitude dans l'apparition des symptômes, il est vrai, mais aussi plus de gravité.

Plus la maladie est ancienne, plus elle aura eu de récidives et plus elle sera grave. Enfin, le traitement ne réussit pas également bien chez tous ; s'il est des individus réfractaires à la syphilis constitutionnelle, il en est d'autres aussi réfractaires au traitement : les accidents seront nécessairement plus graves chez ces derniers.

Le principe de la vérole, après avoir débordé par un point de l'économie, n'en reste pas moins comme l'épée de Damoclès, constamment suspendu sur votre tête. On n'est donc jamais à l'abri des récidives, et c'est ce qui a fait dire à Hunter, avec quelque raison, que les traitements guérissaient les symptômes sans guérir la cause ; faisaient disparaître les manifestations mais ne refaisaient pas la constitution.

On doit donc traiter un malade jusqu'à entière disparition du symptôme apparent, puis s'arrêter et veiller toujours s'il ne se fait pas quelque récidive pour la combattre aussitôt. C'est le devoir du médecin qui suit avec autant d'intérêt la santé de son malade que les phases de la maladie en elle-même.

CHAPITRE IV.

Traitement général des Affections secondaires.

Le praticien doit toujours se souvenir que les maladies syphilitiques, quelle que soit leur spécificité, sont soumises aux lois générales qui régissent tout travail morbide.

Il commencera donc le traitement par l'emploi des modificateurs généraux ou locaux que reclameront la constitution, le tempérament et l'état de santé du sujet infecté ; et il insistera sur cet emploi tant qu'il en obtiendra des effets avantageux.

Ainsi, presque toujours il y a un état d'irritation, de phlogose, qu'on devra combattre par les calmants, les antiphlogistiques, ce qui deviendra une condition de succès ; mais il ne faut pas conclure de ce que beaucoup de symptômes consécutifs vénériens ont cédé à cette médication, qu'on doive l'ériger en système absolu de traitement. Dès qu'on a dégagé l'élément syphilitique de ses complications, c'est au spécifique seul qu'il faut recourir avec confiance. C'est donc toujours le phénomène le plus saillant qu'il faut attaquer par tous les moyens thérapeutiques que l'expérience et la raison nous enseignent. Il ne faut jamais se laisser aveugler par des idées préconsues, mais obéir seulement aux indications de la nature.

Nous ferons les mêmes observations pour le régime à faire suivre aux syphilisés.

Jamais la diète ou le régime le plus sévère, pas plus que les antiphlogistiques et les calmants ne guériront l'accident syphilitique, mais ils seront très utiles souvent pour le dégager de toute complication et le mettre pour ainsi dire à la merci du spécifique. Ce régime devra donc varier suivant les individus : débilitant pour les pléthoriques ; tonique et fortifiant pour les scrofuleux ou les individus affaiblis. « Le régime sera donc en raison de la nature plus ou moins inflammatoire de l'accident, de la force des sujets, et surtout de leurs habitudes antérieures, et des réparations qu'ils doivent obtenir. »

Toutes les fonctions doivent être également surveillées et maintenues dans leur intégralité. Les voies digestives surtout ont besoin d'être en bon état pour la réparation des forces du sujet et l'absorption des médicaments qu'on leur confie. On évitera la constipation comme gênant la circulation et l'effet de certaines médications, et en même temps certains aliments, comme les graisses, le lard qui ont souvent l'inconvénient d'embarrasser les premières voies. Les fonctions du derme, qui ont une si grande liaison avec celles du tube digestif, ne doivent pas être l'objet d'un moindre soin ; les bains sont donc utiles pour favoriser la transpiration cutanée et l'absorption de médicaments qu'on voudrait diriger sur la peau.

Arrivons enfin à l'un des points les plus controversés de la médecine, à l'emploi des antisyphilitiques.

Existe-t-il des antisyphilitiques proprement

dits? Le mercure, entre autre, doit-il être regardé comme un spécifique?

Dès l'année 1497, Vidmann administra ce médicament à l'extérieur contre la maladie vénérienne, conduit par l'analogie des maladies syphilitiques avec les affections cutanées dans le traitement desquelles on employait à cette époque le mercure.

Mathiole, le premier, osa administrer le mercure à l'intérieur ; mais c'est à Paracelse qu'on doit d'avoir bien réglé son emploi, et d'avoir démontré que la médication intérieure était le plus souvent préférable aux autres méthodes.

Depuis lors, le mercure, glorifié, exalté par les uns, attaqué, repoussé par les autres, continua à être administré avec des succès variés contre la vérole. L'engouement même de ses partisans lui devint nuisible, car ils l'appliquèrent aveuglément à tous les individus, à tous les cas, et ils fournirent des armes puissantes à leurs nombreux détracteurs.

Vint enfin la fameuse école physiologique, qui fit table rase, et qui, banissant le virus, dut aussi rejeter le mercure. Cette école s'attacha surtout à faire ressortir tous les inconvénients de l'emploi du mercure et de ses préparations dans le traitement de la syphilis.

Quelques médecins, aveuglés par ce mot de *syphilis,* auraient craint les suites les plus désastreuses s'ils avaient administré un centigramme de mercure contre un symptôme syphilitique ; et il y en eut d'assez peu conséquents pour administrer journellement un gramme de calomel par exemple contre un embarras intestinal ou toute autre affection non syphylitique.

Quoi qu'il en soit de cette école, dont la méthode s'est d'ailleurs bien modifiée, on doit lui tenir compte d'avoir éclairé les praticiens sur l'action des mercuriaux. Elle exagéra sans doute beaucoup cette action, mais elle contribua du moins à rendre prudents et réservés les médecins qui la suivirent.

Aujourd'hui, et dans l'état actuel de la science, c'est presque une question oiseuse que de débattre l'efficacité du mercure dans le traitement de la vérole ; et à part les charlatans intéressés à faire des dupes, la plupart des médecins de bonne foi recourrent à ce médicament avec confiance dans

des circonstances voulues et tout en en restreignant
et raisonnant l'emploi.

Pour ne point limiter les progrès de la thérapeutique, nous ne regardons pas le mercure
comme un spécifique absolu, comme le seul
moyen de guérison *sine quâ non*. Mais il est impossible, à moins de mauvaise foi, de ne pas reconnaître les effets tout puissants de cette médication, qui occupe sans contredit parmi les antisyphilitiques le même rang que le quinquina parmi
les anti-périodiques.

Il ne faut pas l'employer quand même, si l'on
veut obtenir de bons résultats, car le traitement
mercuriel, en raison même de son efficacité, exige
des indications pathologiques particulières. Par
exemple, si on l'administre à tous les malades en
masse, à toutes les formes de la syphilis, non seulement on ne guérira pas le plus grand nombre,
mais il pourra en résulter de graves inconvénients que nous décrirons plus loin.

A part quelques médecins restés en arrière des
progrès de la science, et qui sont demeurés dans
l'ornière qu'on avait creusée devant eux, on s'ac-
corde généralement à proscrire les mercuriaux

dans le traitement des accidents primitifs de la syphilis. Il suffit d'observer attentivement quelques cas pour se convaincre que le chancre par exemple se répare plus difficilement et plus lentement sous leur influence que quand on a recours à un traitement local, méthodique et basé sur les indications pathologiques et rationnelles.

Ce fait devient bien plus évident encore si l'on observe ce qui se passe dans les maladies non virulentes ; leur durée est bien plus prolongée et leur marche toujours aggravée par les mercuriaux.

Il en est tout autrement des accidents syphilitiques consécutifs, dégagés de toute autre complication ; le praticien peut avec les mercuriaux annoncer d'avance et opérer des merveilles, comme il le fait avec la quinine dans une pyrexie périodique.

Toutefois, il ne faut demander à ce médicament que ce qu'il peut produire. Le mercure guérit les accidents consécutifs de la syphilis, ce n'est pas contestable, mais il ne les prévient pas. C'est à notre avis de cette vérité méconnue que résulte l'obscurité, le vague qui règne encore dans cette partie de la médecine. C'est encore de cette même vérité méconnue que découlent l'incertitude et la confusion dans l'esprit des sages et bons praticiens qui n'ont pas d'ailleurs suffisamment étudié cette matière.

Nous regrettons de ne pouvoir nous livrer ici à une discussion étendue ; mais nous avons résolu de nous abstenir, autant toutefois que les faits le permettront, de toute controverse, surtout quand la preuve de ce que nous avançons se trouve déjà établie dans d'autres auteurs. La controverse, en effet, est chose facile et commune. On controverse souvent sans fondement , et dans le seul dessein de grossir un ouvrage. Nous serions désolé qu'on fût en droit de diriger contre le nôtre un semblable reproche. Nous l'avons dit en tête de notre œuvre, ce qu'il nous importe de réaliser ici, c'est un traité des maladies vénériennes, clair, méthodique, pratique, sans développements parasites.

Le traitement mercuriel, suivi pendant ou après une affection primitive, ne met pas à l'abri des symptômes secondaires ou de leur récidive. On a vu même ces accidents se développer pendant l'administration du mercure ; et d'ailleurs comment expliquerait-on les cas si nombreux dans lesquels des ouvriers, constamment enveloppés de vapeurs mercurielles, qui sont tout imprégnés de mercure pour ainsi dire, sont affectés plus tard d'accidents secondaires de la syphilis ?

On a reproché au mercure les accidents qu'il peut produire. A nos yeux, ce reproche s'amoindrit beaucoup, car ces accidents doivent toujours être prévenus, et s'ils arrivent, ils accusent l'imprudence ou l'ignorance du médecin.

A bien plus forte raison, blâmerons-nous ceux qui, voyant se développer des phénomènes mercuriels, et les confondant au début avec des phénomènes syphilitiques, continuent l'administration du mercure, sans se laisser arrêter par l'aggravation des accidents qu'ils méconnaissent.

Dans les cas de syphilis bien caractérisée, le mercure doit être administré d'après les règles les plus sévères de la thérapeutique et de la physiologie, et non d'après les règles, toujours les mêmes, que la routine a tracées à l'avance pour tous les cas.

Le médecin qui se laisse seulement guider par

l'observation et l'expérience, n'a presque jamais à craindre ces accidents intercurrents. Il débute par bien disposer son malade à recevoir le médicament, en dégageant de toute complication l'affection spécifique, puis choisissant la préparation et le mode d'administration les mieux appropriés à son sujet, il commencera sans crainte le traitement, prêt à s'arrêter si une heureuse tolérance ne s'établit pas.

L'indication est pour nous positive d'administrer les mercuriaux, lorsque, pendant la durée d'un chancre, ou après sa cicatrisation, il existe cette induration qui est l'indice de la vérole.

L'indication est encore positive lorsque dans les symptômes secondaires il y a surtout hypertrophie des tissus. En effet, les tubercules muqueux de la langue, des amygdales, les syphilides lenticulaires, les croûtes d'impétigo du cuir chevelu, les ganglions hypertrophiés des aines disparaissent à merveille par un traitement mercuriel bien combiné. Toutefois, convenons que ces indications n'existent pas toujours d'une manière assez tranchée, et que l'habitude seule met le praticien à même de pouvoir bien les distinguer.

Quelles sont les voies convenables pour administrer le mercure, et quelles sont les préparations qui agissent avec le plus d'efficacité ?

Le mercure est administré par la peau ou les muqueuses. Quand le canal intestinal est en bon état, c'est toujours la voie qu'on doit préférer, car l'absorption se fait beaucoup mieux par les muqueuses que par la peau ; il n'y a pas même de comparaison à établir. Un autre avantage consiste à pouvoir mieux graduer la dose du médicament ; il est plus difficile de savoir ce qui est absorbé par toute autre voie que par l'intestin. Si l'état du tube digestif refuse d'admettre le médicament, on a recours à la peau. Il est même des cas rebelles dans lesquels on doit attaquer le mal en même temps et par l'intestin et par la peau.

A la peau, ce sont les frictions, les bains et les fumigations.

Les frictions (la plus vieille de toutes les méthodes, mais encore une des plus sûres) se font ordinairement avec l'onguent mercuriel. La méthode habituelle consiste à faire frictionner les membres abdominaux à leur partie interne, parceque les bouches absorbantes y sont plus développées qu'en dehors, avec deux grammes d'onguent mercuriel, en frictionnant une cuisse un jour et le lendemain l'autre. On débute par ne faire les frictions que tous les deux ou trois jours, dans la crainte de l'irritation buccale ; plus tard, on les fait tous les jours, suivant la susceptibilité de l'individu.

Les frictions se font toujours dans le sens des poils, autrement elles donneraient lieu à un *eczema pilaris* qui forcerait à suspendre la médication. On doit aussi frictionner avec légèreté pour ne pas amener un érysipèle, ce qui engendrerait une nouvelle complication.

Pour prévenir ces accidents, on a ainsi modifié cette méthode : le premier jour on frictionne la partie interne d'une jambe, le lendemain la partie interne de la cuisse ; le troisième jour on passe à l'autre jambe, et le quatrième à la cuisse correspondante, pour revenir le cinquième à la jambe par où l'on avait commencé.

Pendant cette médication, le malade doit faire usage de caleçons qui, en retenant plus longtemps le médicament en contact avec la peau, deviennent pour ainsi dire un nouveau véhicule de ce médicament. Ils concourrent aussi à préserver le malade du froid qui est plus contraire encore quand on emploie cette méthode que quand on donne le mercure par une autre voie. Aussi, en hiver, les frictions doivent-elles être faites devant le feu et durer un quart d'heure environ.

Cette méthode, dont un des inconvénients est de tacher beaucoup de linge et de condamner le malade à une retraite plus absolue, demande de grands soins de propreté. Indépendamment des grands bains que le malade doit prendre souvent, on lotionne tous les jours, avec de l'eau savonneuse, la partie à frictionner pour assouplir la peau, dégager les pores de cette membrane et les ouvrir à l'absorption.

Comme le but à atteindre est cette absorption du médicament, on a varié le mode d'application. M. Lallemand, de Montpellier, fait placer le soir l'onguent mercuriel dans le creux axillaire; ce moyen a l'avantage de salir moins de surface et de moins exposer au réfroidissement.

Scatigna, médecin napolitain, a beaucoup préconisé cette méthode. Delpech faisait frictionner le fourreau de la verge; avant lui, Cyrille frictionnait la plante des pieds avec une pommade où entraient le sublimé et l'ammoniaque , etc.

M. Lagneau se montre assez partisan des frictions sur les parties sexuelles, sur le prépuce et le gland chez l'homme, à la partie interne des grandes lèvres chez la femme ; mais les accidents locaux que peuvent produire les frictions doivent arriver bien plus vite encore que par d'autres méthodes en raison du petit espace sur lequel on frictionne, espace qui en outre est toujours le même.

Clarc faisait frictionner avec le calomel (de 25 milligrammes à 5 centigrammes) la partie interne des joues, des gencives, de la langue ; mais la bouche s'enflammait extrêmement vite et amenait la salivation, recherchée d'ailleurs par ce médecin, résultat et complication tout à la fois contraires à la science et funestes aux malades.

M. Brachet, de Lyon, rajeunissant cette méthode, conseille de mettre le médicament sur la langue, et d'engager le malade à s'en servir pour frictionner la voute palatine. Nous lui ferons le même reproche qu'à Clarc.

Nous ne nous étendrons pas davantage sur ce point, la méthode de frictions sur les membres abdominaux méritant presque toujours la préférence.

On a proposé de substituer l'onguent préparé avec le calomel (proto-chlorure de mercure), à l'onguent mercuriel, pour faire les frictions; on y trouverait l'avantage de ne pas salir les surfaces. MM. Cullerier et Ratier insistent pour qu'on fasse cette substitution; mais nous n'avons jamais vu mettre cette méthode en usage, et nous ne la recommandons pas nous-même parceque le calomel contenant souvent du deuto-chlorure de mercure, poison très actif, peut parconséquent produire des symptômes d'empoisonnement.

Quelques médecins emploient les bains de sublimé. M. Récamier entre autres joint à ces bains de soixante centigrammes de deuto-chlorure jusqu'à quarante et soixante grammes par bain.

Comme méthode générale, ces bains sont bien plus incertains que les frictions. Nous en dirons autant des fumigations qu'on fait avec le calomel ou le cinabre à la dose de deux grammes à six grammes, au moyen d'un appareil où la tête seulement n'est pas plongée. Les deux derniers procédés deviennent fort avantageux dans certaines affections cutanées qu'elles modifient heureusement; nous les employons quelquefois concurremment avec les mercuriaux à l'intérieur, mais comme adjuvants. Par les fumigations avec le cinabre, outre l'action du mercure, on a encore celle de l'acide sulfureux volatilisé, et de la haute température à laquelle le malade est soumis, qui détermine une sueur abondante ; c'est l'ensemble de ces effets qui constitue l'efficacité des fumigations.

On doit avoir soin, quand on donne des bains avec le sublimé que le corps du malade ne présente aucune solution de continuité, car il pourrait arriver que par ce point l'absorption n'eût lieu d'une manière trop active et n'entraînât l'empoisonnement.

Sans condamner, à l'exemple des anciens, les malades soumis au traitement mercuriel par ces méthodes, à une réclusion absolue, il sera bon de ne leur laisser respirer l'air extérieur que dans le milieu du jour, lorsque l'humidité de l'atmosphère est dissipée, et de les tenir à un régime doux, composé de préférence des aliments qui nourrissent sans produire d'échauffement ni de flatuosités. On proscrira parconséquent les légumes à écorce et farineux : lentilles, haricots, et les aliments épicés, salés ; charcuterie, etc. De même pour les alcooliques et le vin en particulier, sans s'astreindre à la règle ancienne qui consistait à ne donner que du lait. On consultera surtout le tempérament du sujet et les conditions dans lesquelles il se trouve.

L'exercice sera modéré, parce que de toutes les conditions c'est celle qui dispose le mieux à l'absorption. Si donc la saison trop rigoureuse ne permet pas au malade de sortir, on le tiendra dans sa chambre à une température douce et uniforme, et on lui fera faire un exercice qui, sans le fatiguer, tende à provoquer la transpiration. Quelquefois, ce sera une simple promenade à grands pas, etc.

Si nous venons de prescrire le repos du corps, nous ne recommandons pas moins le calme de l'esprit ; les passions violentes, comme tout ce qui émeut fortement, tendent à déranger les fonctions.

Disons qu'on doit peut compter en général sur les traitements faits en secret, et pendant lesquels les malades continuent leur genre de vie et d'occupations ; il existe souvent alors trop de causes qui viennent gêner ou contrarier l'action du médicament. Ces traitements ont d'ailleurs l'inconvénient d'être faits le plus souvent en dehors de la surveillance du médecin.

De toutes les préparations mercurielles administrées à l'intérieur, les insolubles doivent être en général préférées, les préparations solubles produisant souvent une forte irritation sur les points qu'elles touchent, et comme on le sait, l'absorption étant en raison inverse de l'inflammation.

Cette règle n'a rien d'absolu. Il est en effet telle préparation insoluble, le deuto-iodure de mercure par exemple, qui est bien plus active que le sublimé. Nous choisissons celle qui nous a paru avoir le moins d'effet sur la bouche et l'intestin, ce sera le proto-iodure.

Il est assez généralement reconnu aujourd'hui que les iodures l'emportent sur les autres préparations. MM. Biett et Ricord ont rendu un grand service à la science en en propageant l'administration, car leurs effets sont quelquefois miraculeux et paraissent appelés à dominer la thérapeutique de ces affections. En unissant ces iodures au sucre de lait qui n'en altère ni la nature, ni les principes, nous sommes certain que l'absorption s'en fait d'une manière plus complète, et qu'étant administrés avec les précautions convenables, et modifiés selon les âges, les tempéraments et les circonstances propres à la maladie, ils ne produiront jamais les accidents fâcheux dont l'apparition fait suspendre le traitement.

La meilleure manière d'administrer le mercure par la bouche, c'est de le donner sous forme pilulaire; mais il faut que la pilule puisse se fondre facilement dans la continuité du canal intestinal. On adjoindra en conséquence au médicament un corps qui aide à cette fusion, comme la thridace, le beurre de cacao, le sucre de lait. On regardera donc comme nuisibles ces anciennes pilules que l'on faisait avec le sublimé et la mie de pain, et qui acquéraient une telle dureté que le malade les rendait telles qu'il les avait prises. D'un autre côté, il ne faut pas non plus que dans la pilule entrent des substances purgatives qui entraînent trop rapidement le remède antisyphilitique. On n'aura donc encore qu'une médiocre confiance dans les pilules de Belloste, renouvelées de celles que Barberousse administra à François Ier, et qui contiennent de la scammonée. Elles pourront être de quelque utilité cependant dans le cas où l'on aura à combattre la constipation. On les donne à la dose de cinq, six, douze décigrammes, selon la force du sujet.

Les pilules de Sédillot, quoique meilleures, ont cependant encore l'inconvénient de purger le malade.

Les pilules avec l'onguent mercuriel fatiguent l'estomac et produisent promptement l'inflammation de la bouche et la salivation.

Les pilules bleues (parties égales de mercure et de manne), sont un assez bon composé, et se donnent à la dose de deux à six pilules par jour.

On a également lieu de se louer des pilules de Dupuytren, composées de sublimé, gayac et opium. Elles ont rendu de véritables services à la thérapeutique.

Nous avons adopté le proto-iodure ; on en peut commencer l'administration par cinq centigrammes sans aucun inconvénient. Nous avons pu dans des cas rebelles porter cette dose jusqu'à trente centigrammes par jour.

Une jeune dame à laquelle nous avions ordonné
ce médicament, trouvant que la guérison ne mar-
chait pas assez vite à son gré, prit d'un seul coup
douze pilules de proto-iodure de mercure, contenant chacune cinq centigrammes de cette préparation ; elle n'éprouva que de légères coliques, et
est aujourd'hui très bien portante.

C'est donc sous forme pilulaire, et d'après la
formule suivante que nous employons le proto-
iodure :

Proto-iodure de mercure	
Thridace	} a a 2 gram.
Sucre de lait	4 grammes.
Extrait gommeux d'opium	50 centigram.

M. pour 40 pilules.

Nous additionnons encore ces pilules suivant
les cas. Existe-t-il par exemple beaucoup d'induration dans les tissus malades, nous ajoutons de
la poudre de feuille de ciguë, etc.

Le mercure a été souvent donné en solution à l'intérieur ; on se servait de sublimé, mais au commencement, on ne le donnait jamais sans mélange,
c'est-à-dire qu'on donnait en définitive un médicament dont on ne savait plus la dose ni la nature, parce que le deuto-chlorure est extrêmement

facile à se décomposer, et que le plus souvent les malades n'avalaient plus que du proto-chlorure qui est infiniment moins actif.

Van-Swieten préconisa tellement cette solution de sublimé qu'il se l'appropria pour ainsi dire, et qu'on connaît aujourd'hui cette solution sous le nom de *liqueur de Van-Swieten;* la formule ordinaire est :

Eau distillée	500 grammes.
Deuto-chlorure de mercure	4 décigram.
Alcool	Q. S.

La dose est d'une cuillerée à café le matin. Le malade n'avalait jamais moins d'une bouteille de liqueur pour son traitement, et souvent quatre ou six, dans un liquide mucilagineux ; tisane d'orge, de graine de lin, de gomme arabique, de lait, pour modérer son action caustique. On doit veiller à ce que la liqueur n'y reste pas trop longtemps déposée, si on veut éviter l'altération du médicament, altération qui a toujours lieu, si on laisse ce médicament en contact avec des substances végétales.

Cette méthode, qui comptait tant d'adeptes, a certainement rendu d'immenses services, mais pour l'employer, il faut un canal intestinal très sain et peu susceptible ; les accidents qui en résultent souvent sont des pincements, des tiraillements d'estomac, et quelquefois un état inflammatoire de l'estomac et des intestins ; son action sur la bouche est assez marquée.

Le mercure est entré dans la composition d'un grand nombre de sirops ; cette forme a quelque chose de commode pour certains malades ; mais on doit se rappeler ce que nous venons de dire de la facilité avec laquelle se décompose le sublimé, qui était la préparation presque uniquement employée. Ainsi dans les sirops de Cuisinier, de Salsepareille, dans certains élixirs, on doit préférer au sublimé une autre préparation de mercure qui se décompose moins, M. Ricord a adopté le sirop suivant :

Sirop de Cuisinier	500 grammes.
Cyanure de mercure	2 décigram.

M. S. A.

On donne d'abord une cuillerée de sirop au malade pour commencer ; on porte ce nombre à quatre, cinq ou six cuillerées, suivant le tempérament des individus. En poussant la dose plus loin, on détermine de la salivation, des coliques, de la diarrhée. Si l'effet purgatif du sirop Cuisinier se faisait trop sentir, on l'additionnerait d'opium ou on lui substituerait le sirop de Salsepareille.

Aux enfants, à qui l'on veut administrer le proto-iodure, qui est insoluble, on écrase une petite pilule qu'on délaie dans une cuillerée de sirop sudorifique ou de Cuisinier, ou même dans l'eau sucrée.

Avec les enfants d'un an, on débute par un peu moins d'un centigramme, et on augmente progressivement de quelques milligrammes ; en un mot, on doit tâter le malade pour connaître sa susceptibilité ; il est impossible d'établir aucune règle fixe pour tous les cas.

Peu de médicaments ont été autant torturés que le mercure en vue d'en varier les formes d'administration.

Il n'existe pas dans les pharmacopées moins de huit cents formules dans lesquelles entre ce métal.

Bru le façonna en gâteaux, Kegser en dragées, Lefébure en chocolat, Olivier en biscuits, d'autres enfin de différentes façons encore.

Hahnemann, en décomposant le proto-nitrate de mercure par l'ammoniaque, fit ce qu'il appela son mercure soluble. C'est une bonne préparation qui est restée dans la science, et qu'on administre avec avantage aux personnes d'une faible constitution.

Une question non moins grave se présente, c'est de savoir quelle est la quantité de mercure que l'on doit employer pour un traitement complet?

Nous répondrons qu'il est impossible de désigner cette quantité de prime abord, comme on a voulu le faire. Dupuytren voulait qu'on continuât le mercure après la guérison, aussi longtemps qu'on l'avait employé pour arriver à guérir ; mais cette méthode n'offre dans la pratique rien de meilleur que les autres, puisqu'elle n'empêche pas le plus souvent les récidives.

D'autres, prenant des moyens termes en étaient arrivés à dire qu'il fallait soixante centigrammes de deuto-chlorure de mercure pour une affection récente, et vingt-quatre à vingt-cinq décigrammes de la même préparation pour une maladie ancienne. L'onguent mercuriel, dans le premier cas, se donnait à la dose de quarante-huit grammes en frictions, et dans le second de deux cent vingt-cinq à deux cent cinquante. D'autres voulaient même qu'on continuât toute la vie les mercuriaux, mais à doses très fractionnées.

Quelques médecins, adoptant une dose uniforme la donnaient à tous les malades; mais cette manière d'agir est aussi irrationnelle que celle des médecins qui vont toujours en augmentant quand même.

Ce qui nous paraît le mieux fondé et le plus sage, c'est de commencer par une dose que tout le monde puisse supporter : un centigramme pour le sublimé, de trois à cinq centigrammes pour le proto-iodure. S'il doit survenir des accidents, c'est ordinairement dans les premiers jours qu'ils se produisent. Le malade éprouve alors quelques coliques, un peu de diarrhée, mais presque toujours l'économie s'habitue au médicament. Ces petits accidents cessent, et l'on peut continuer sans inconvénient et même augmenter la dose du médicament.

Jusqu'ici, nous n'avons pas encore parlé de la salivation produite par les mercuriaux. Les an-

ciens la regardaient à tort comme le moyen curatif par excellence, croyant entraîner le poison avec
la salive, et lui attribuant dans ce cas la mauvaise
odeur de cette excrétion. Nous en ferons l'histoire
à part un peu plus loin ; disons seulement ici
que, d'accord avec l'école de Montpellier, qui a
prouvé que cette salivation était toujours nuisible,
nous faisons tous nos efforts pour la prévenir ; seulement, nous allons jusqu'à produire une légère
excitation de la bouche, ce qui est pour nous le signe certain de l'introduction du mercure par la
circulation dans l'économie. Cette sensibilité buccale nous prouve que l'individu, loin d'être ré-
fractaire au médicament, est bien sous son influence, et sert à graduer les doses qu'on veut administrer. Toutefois, dès que cette irritation ap-
paraît, nous suspendons l'administration du mercure.

Quelle que soit la méthode employée, c'est sur
la bouche, dont nous avons d'avance constaté l'état
avec soin, que nous veillons constamment. Elle
devient le régulateur de la médication. Quand on
est arrivé à une dose qui calme bien les accidents,

sans nuire à la bouche ni aux intestins, le praticien fera bien de s'y tenir.

Toutes les fois que par un traitement quel qu'il
soit on est parvenu à faire disparaître complètement les symptômes apparents, il y a grande chance
pour que la guérison soit définitive. Plus le symptôme guérit promptement, plus on doit croire à
une guérison complète. La méthode la plus rationnelle aujourd'hui, et nous la mettons tous les
jours en usage, consiste à ne se diriger que sur les
résultats obtenus, et à traiter jusqu'à entière disparition des symptômes, quelle que soit la dose
qui ait été employée, et à s'arrêter là, sauf à combattre de nouveaux accidents, s'il vient à s'en déclarer plus tard.

Le traitement que l'on doit employer doit-il être
le même chez les femmes enceintes, les nourrices
et les enfants ?

Parlons d'abord des femmes enceintes. L'opinion des médecins a été partagée sur ce point.
Quelques-uns prétendent qu'il ne faut faire aucun
traitement parcequ'il est très nuisible pendant la
gestation.

Cette opinion est condamnée par l'expérience ;

à ce titre elle est donc fausse ; tel est en effet le sentiment de beaucoup de médecins non moins expérimentés que savants. En effet, ne pas traiter les femmes enceintes atteintes de l'affection syphilitique, c'est leur faire encourir le risque de voir leur maladie s'aggraver et aussi d'infecter leur enfant quand il ne l'est peut-être pas encore. Si l'on traite au contraire, on aura la chance d'éviter les accidents de la maladie, l'infection du fœtus ne se produisant que par suite de celle de la mère.

On a encore prétendu que le traitement amenait l'avortement. Cela est vrai dans un certain nombre de cas, par exemple quand le traitement s'est composé de moyens trop perturbateurs. Nous conseillons dans ce cas de prendre la nature pour guide constant, et d'obéir à toutes les indications qui se présenteront. D'ailleurs, le traitement devra être moins énergique et administré avec plus de mesure.

Toute irritation de la bouche ou de l'intestin, tendant à se manifester, sera pour le praticien un indice de suspendre la médication ; puis laissant reposer le malade pendant quelques jours, on recommencera par des doses très faibles, en augmentant progressivement de six en six jours. Ce moyen donnera certainement de bons résultats.

D'après les relevés statistiques faits à l'Hôpital des vénériens de Paris, il s'est trouvé qu'il y avait autant d'avortements chez les femmes qui n'avaient pas été traitées que chez celles qui avaient été soumises au traitement. Celui-ci peut même quelquefois prévenir la fausse couche, qui serait arrivée infailliblement par les progrès du mal.

En résumé, nous engageons donc à avoir recours au traitement chez les femmes enceintes, précisément à cause de la grossesse. L'indication deviendra bien plus positive s'il existe des symptômes primitifs ; dans une circonstance pareille rien ne doit arrêter ; la veille, le jour même de l'accouchement, s'il existe un chancre, il faut le cautériser, tant pour l'enfant que pour l'accoucheur. Rappelons-nous, en effet, relativement à l'enfant, qu'il n'héritait jamais des symptômes primitifs, ainsi que nous l'avons déjà dit, mais que quelquefois il pouvait les contracter au passage. Il faut donc s'attacher à détruire le plus promptement possible le principe inoculable qui menace et l'enfant et les mains du médecin.

Pour les nourrices, il faut les traiter comme si elles ne nourrissaient pas ; leur qualité même de nourrices oblige le médecin à un traitement plus rigoureux, car il est important de les délivrer d'accidents qu'elles peuvent communiquer à leur nourrisson. En même temps, pour soutenir la sécrétion lactée, on les tiendra à un bon régime composé d'aliments succulents.

Pour les enfants, dès que les accidents se montrent, il faut commencer à les traiter. Il existe pour eux deux espèces de traitement : le traitement direct et le traitement indirect.

Le traitement direct est celui qui s'adresse à l'enfant ; le traitement indirect est celui qui s'adresse à la mère ou à la nourrice. Quand l'état de l'enfant le permettra, il vaudra mieux lui administrer le traitement direct, l'expérience ne s'étant pas encore suffisamment prononcée sur l'activité du traitement fait à la nourrice, bien qu'il ne soit pas douteux qu'il agisse ; le traitement direct est donc le plus efficace. On l'administre comme chez les adultes par la bouche et la peau, le tube digestif. Le tube digestif est plus impressionnable chez les enfants en général ; ils salivent moins ; il y a donc, comme on voit, compensation.

On guérit très rapidement chez les enfants les tubercules muqueux qui sont si fréquents à cet âge. Les onctions mercurielles, les fumigations, et à l'intérieur, le proto-chlorure de mercure mélangé avec la rhubarbe et le sucre ont été tour à tour mis en usage. Quant à nous, nous leur donnons, comme aux adultes le proto-iodure de mercure, en ayant soin comme nous l'avons recommandé de l'écraser et de le délayer dans une cuillerée de sirop ou de lait, eu égard à la difficulté qu'ont les enfants d'avaler les pilules. On commence par cinq milligrammes, et on peut porter la dose jusqu'à quatre ou cinq centigrammes. Il serait imprudent de tenter d'aller au-delà.

De l'Or, du Platine et de l'Argent.

De l'Or. Il est d'autres préparations énergiques qui ont été données comme succédanés du mercure, nous voulons parler des préparations d'or, de platine et d'argent.

Les préparations d'or, après avoir été très van-

tées par Gervais Ucay, en 1699, et mises en usage
par Lecoq, Loss, etc., et en dernier lieu par Ar-
chibald Pitcarn, devinrent l'objet d'expériences
très suivies par le docteur Chrestien de Montpellier. Ce praticien annonçait les plus heureux résultats et plaçait ce médicament bien au dessus
du mercure, qui à cette époque d'ailleurs trouvait
de si nombreux détracteurs. Mais l'expérience ne
vint pas confirmer ses assertions. Cullerier oncle
recommença les expériences à l'Hôpital des vénériens de Paris, et eut des résultats presque toujours
négatifs. Enfin, l'opinion la plus rationnelle et la
mieux fondée consiste à regarder l'or comme un
moyen stimulant perturbateur, mais très inférieur
au mercure dans le traitement de la syphilis.

L'or s'administre sous forme métallique, réduit
en poudre fine, à la dose de un, deux, trois, quatre, cinq, et jusqu'à quinze et vingt et même
soixante centigrammes par jour; mais le plus
souvent, on façonne la préparation d'or en pilules.
Les préparations les plus employées sont l'hydro-
chlorate d'or. C'est ordinairement par la méthode
de Clarc, en frictions sur la langue, les joues et
les gencives, qu'on l'administre. Mais comme lé-

ger inconvénient, signalons l'état des dents qui noircissent, si le médicament vient à les toucher. Pour cela, on introduit cinq centigrammes de sel dans dix centigrammes de poudre d'iris ou d'amidon, et l'on divise en seize paquets ; on emploie chaque jour l'un de ces paquets. Pour élever la dose, on ne divise la petite masse qu'en quatorze, douze, dix paquets, etc. C'est la plus haute dose à laquelle soit allé le docteur Chrestien, mais on a depuis dépassé cette dose. On traitait du reste pendant le même temps et de la même manière qu'avec les mercuriaux. Si avec le mercure on a la salivation, avec l'or se développent des douleurs dans les membres, de la céphalalgie, de l'accélération du pouls, etc., toutes choses qui forcent à en suspendre l'emploi.

Du Platine. Cullerier, en faisant les expériences sur l'or, fut amené par analogie à essayer l'hydro-chlorate de platine, il en a obtenu les mêmes effets à peu près que ceux qu'il recueillit pour l'or, avec un peu plus d'infidélité peut-être dans les résultats.

Beaucoup d'autres médecins ont tenté l'essai de ce médicament, mais l'expérience n'ayant jamais répondu à leur attente, le platine se trouve être aujourd'hui totalement abandonné comme agent thérapeutique dans le traitement des affections syphilitiques ; si ce n'est par quelques charlatans qui en usent peut-être encore, mais sans posséder bien entendu l'intelligence de ce qu'ils font, à la façon du reste des empires que remorquera dans tous les temps la routine ou l'ignorance.

De l'Argent. Les préparations d'argent ont été employées et préconisées par M. Serres de Montpellier ; mais elles paraissent encore moins efficaces que les précédentes contre la syphilis récente ou invétérée.

Administrées à près d'un gramme par jour, elles n'ont produit que de vives irritations intestinales, qui ont forcé d'en suspendre l'emploi.

Ce médicament qui, comme les précédents, avait été mis en usage à cause de la défaveur dans laquelle était tombé le mercure, a dû rentrer avec l'or et le platine dans l'oubli du moment que les préparations mercurielles, mieux étudiées et dégagées de ce qui les rendait quelquefois nuisibles, ont repris dans la thérapeutique le rang qui leur appartient.

Pour n'omettre de signaler dans cet ouvrage aucun des agents thérapeutiques successivement mis en usage, bien que nous en ayons déjà parlé au chapitre du chancre, nous mentionnerons encore les efforts qui ont été faits vers la fin du siècle dernier pour introduire l'oxigène dans le traitement des maladies syphilitiques. Ce fut Scott, chirurgien anglais qui l'essaya le premier à Bombay. Bientôt, en Europe, Kruiskent, et plus tard Swédiaur vantèrent ce moyen et donnèrent aux malades des susbstances susceptibles de fournir beaucoup d'oxigène : les acides sulfurique, nitrique, etc.; mais l'irritation de poitrine, la toux opiniâtre, les crachements de sang apparaissant sans cesse au lieu des bons effets qu'on se promettait, forcèrent tous les praticiens à renoncer à ce nouveau remède.

Nous ne pouvons du reste mieux faire que de renvoyer, pour de plus longs détails et de nombreuses recherches sur toutes ces médications, à l'ouvrage du docteur Lagneau, sur les maladies syphilitiques, nous réservant les appréciations que nous avons émises d'après notre point de vue et de nouvelles expérimentations.

SUDORIFIQUES.

Les sudorifiques, après avoir été vantés comme méthode générale exclusive de traitement des accidents syphilitiques, et avoir éprouvé des fortunes diverses, sont aujourd'hui regardés seulement comme des adjuvants du traitement mercuriel. Dans les circonstances ordinaires, ils agissent plutôt sur l'estomac que sur la peau. Pendant leur emploi, le régime doit être d'une extrême sévérité. De nos jours, où nous avons des moyens de traitement plus rationnels, l'emploi des sudorifiques, pour être convenablement fait, demande trop de précautions, et assujétit trop les malades pour qu'ils s'y soumettent volontiers. Sans rappeler toutes les propriétés qu'on leur attribuait, nous sommes loin cependant de leur refuser toute vertu.

Nous les regardons toujours comme de bons adjuvants du mercure, lequel peut échouer dans certains cas où ceux-ci réussissent à merveille. Les charlatans s'en sont emparé comme d'un instrument commode, parceque leur effet serait-il nul, du moins ne se développe-t-il jamais d'accidents graves qu'on puisse leur reprocher comme avec les préparations mercurielles. Mais il ne suffit pas de ne point compromettre brusquement la santé de son malade, il faut encore le guérir, et c'est ce que ne font pas ceux qui affichent l'usage exclusif des sudorifiques.

Les sudorifiques conviennent chez ceux dont les fonctions de la peau ont besoin d'être excitées, les scrofuleux, les lymphatiques, les rhumatisants ; dans certains cas rebelles, qui ont été attaqués en vain par des moyens énergiques. Lorsqu'il existe des contre-indications à l'emploi du mercure, ou qu'il a été mal administré, que les organes ont été fatigués, qu'on est obligé d'en suspendre l'emploi, les sudorifiques trouvent leur application, sauf à revenir plus tard, s'il le faut, et quand les circonstances le permettent, aux mercuriaux. Il est bon, dans la plupart des cas, d'adjoindre les sudorifiques aux mercuriaux comme moyen adjuvant, pour agir légèrement sur la peau ou les intestins selon le cas. Y a-t-il de la constipation ? le sirop de Cuisinier la fera promptement disparaître, etc.

Un médecin a dit avec beaucoup de raison que les sudorifiques étaient quelquefois la meilleure ressource morale du praticien. En effet, beaucoup de personnes, qui veulent être traitées quand même, et ressemblent en ce point au malade imaginaire de Molière, à la différence près de l'affection réelle qui les afflige, trouvent dans les sudorifiques la panacée de leurs désirs ; et cette panacée devient ainsi l'heureuse manne tombant du ciel dont se nourrissent les charlatans, plus amis de la bourse de leurs dupes que soucieux de guérir leur santé, si bien qu'on peut dire qu'ils sont comme un second virus qui vient s'enter sur le premier mal et, sinon en doubler la gravité, du moins le perpétuer indéfiniment.

Beaucoup de malades, disons-nous, croiraient n'être pas guéris s'ils n'avaient avalé du gayac ou de la salsepareille. Avec ces sortes de malades, il ne faut pas raisonner, mais se conformer jusqu'à un certain point à leur faiblesse. Il y aurait bien plus d'inconvénients, surtout chez ceux dont le mal n'existe plus, ou n'a jamais existé que dans leur imagination timorée, à leur donner des médicaments actifs qui ne pourraient tourner qu'à leur désavantage.

Du Gayac. A la tête des sudorifiques, comme doué de plus d'activité, se place le gayac ; c'est le plus anciennement connu. Il fut apporté de l'Amérique par un prêtre espagnol, à qui les indigènes l'avaient fait connaître.

La meilleure manière de préparer la tisane de gayac consiste à faire bouillir :

Râpure de Gayac	100 grammes
Dans, eau	200 grammes
Gomme arabique	30 grammes

Jusqu'à réduction d'un tiers.

La gomme a l'avantage de rendre la tisane moins âcre sans lui ôter ses propriété stimulantes et toniques.

De la Salsepareille. C'est le sudorifique le plus employé et le plus vanté. Il est plus doux que le gayac.

La salsepareille a été donnée en poudre, en extrait, en vin ; on ne l'emploie plus qu'en décoction ou en sirop.

Les décoctions se font toujours très concentrées, et les sirops ne sont à vrai dire que des décoctions plus concentrées encore. Cette racine est entrée dans la composition de beaucoup de tisanes célèbres : la tisane de Lisbonne, celle des filles de l'Opéra, la tisane de Zittmann, celle de Feltz, le rob de l'Affecteur, etc. Ces deux dernières contiennent quelquefois un peu de sublimé ; la tisane de Feltz, formule de Baumé, en contient toujours. D'après la formule de Royer, qui la tenait du fils de l'auteur, elle n'en contient pas. C'est la tisane qui mérite le plus de confiance.

Du Sassafras et de la Squine. Ces deux derniers sudorifiques exotiques méritent moins de confiance que les premiers. Le sassafras est plus léger, moins excitant, plus aromatique ; il n'est guère employé que pour son arôme.

La squine est plus tonique.

C'est pour utiliser ces différentes propriétés que les médecins ont réuni dans une seule compostion ces diverses substances, sous le nom de tisane ou de sirop des quatre bois sudorifiques.

Des plantes indigènes sudorifiques. Outre ces produits exotiques, il existe d'autres plantes indigènes, moins chères, et quelquefois utiles, tantôt comme sudorifiques, tantôt comme toniques, amères, etc., ce sont la salsepareille d'Allemagne, le *calamus aromaticus*, le bois, le genièvre, le houblon, la saponaire, la scabieuse, la pensée sauvage, la gentiane, la gratiole, la douce-amère, le daphné (bois gentil), la bardane, etc.

De l'Ammoniaque. Le sous-carbonate d'ammoniaque, autrefois vanté par Peyrille, a été peut-être trop négligé de nos jours ; on l'associe bien aux sudorifiques à la dose de quatre, six, huit, dix décigrammes ; on le donne dans une tasse chaude de ces boissons, surtout le soir ; il provoque la transpiration. M. Magendie lui a reconnu des propriétés anti-plastiques qui le rapprocheraient du mercure ; il convient donc bien de l'unir aux sudorifiques, excellents adjuvants du traitement principal pendant l'emploi des mercuriaux.

De l'Opium.

Nous terminerons ce que nous avons à dire sur les anti-syphilitiques par quelques mots sur l'opium.

Quoi qu'en aient dit Grant, Michaëlis, Cullen, Franck et quelques autres, l'opium n'est plus regardé comme un anti-syphilitique, mais il a droit à toute notre attention sous un autre rapport. Il est peu de symptômes en effet contre lesquels ils ne soit avantageux. Il convient toujours quand l'élément nerveux prédomine. Existe-t-il une inflammation vive, des chancres douloureux, une grande susceptibilité nerveuse, l'opium calme ces accidents, et ouvre la voie à d'autres médications. Il est utile partout où il y a de la douleur. Presque toujours on associe l'opium au mercure pour éviter les coliques, la diarrhée que ce dernier détermine si souvent, et amener cette tolérance si désirable qui laisse aux médicaments toute leur force d'action. C'est souvent enfin la meilleure ressource du praticien contre certaines exaltations du système sensitif, occasionnées par un traitement précédent trop énergique ou administré en temps inopportun.

De l'Iode et du Brôme.

Le brôme et l'iode doivent également se ranger parmi les adjuvants des mercuriaux. On les dirige contre les complications scrofuleuses. Nous aurons à revenir sur l'iode qui formera le com-posé le plus important dans le traitement des ac-cidents tertiaires.

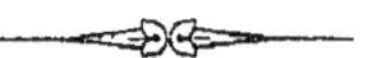

CHAPITRE V.

De la Stomatite mercurielle.

(Salivation mercurielle.)

La stomatite mercurielle nous a paru trop importante dans l'étude des maladies vénériennes, bien que ce ne soit pas un symptôme de ces maladies, pour ne pas lui consacrer un chapitre à part : elle était trop grave à cause de ses conséquences pour être traitée incidemment.

La salivation mercurielle, qui a été regardée si longtemps comme le moyen curatif par excellence de la syphilis, n'est plus de nos jours considérée que comme un des graves inconvénients de l'administration du mercure.

Beaucoup d'auteurs appellent encore cette affection *ptyalisme mercuriel;* cette dénomination
est mauvaise, car ce n'est pas au point de départ,
mais bien à un symptôme, à un épiphénomène
de la maladie qu'ils font ici allusion. Le nom de
stomatite mercurielle est plus correct : nous le
conserverons parceque le mal, siégeant aux gencives, il est, d'une part, plus en rapport avec les
lésions anatomiques, et que, d'une autre part, la
maladie a quelque chose de spécial qui la caractérise.

On a cherché pendant longtemps, dans la cure
des maladies vénériennes, à produire la salivation
comme moyen d'épuration, et l'on croyait alors
donner lieu à un émonctoire qui favorisait la sortie du virus. Quelques praticiens habiles de l'école
de Montpellier s'aperçurent que cette abondance
de sécrétion, loin de soulager le malade, arrêtait
la guérison dans sa marche, ou qu'il y avait re-
crudescence, et que dans tous les cas les malades
qui avaient été guéris sans salivation l'avaient été
beaucoup plus tôt et avec moins d'accidents que
chez ceux qui avaient salivé.

Cependant cette remarque donna lieu à un

schisme entre les médecins de l'époque ; les uns se déclarèrent pour la méthode par extinction ou non salivation, les autres pour la méthode de salivation.

Il suffisait d'observer la nature pour se mettre d'accord ; mais il est des gens que l'habitude aveugle, et que ni l'expérience ni le raisonnement ne peuvent faire sortir de l'ornière. En vain crie-t-on à ces gens-là *observez!* ils n'observent rien ; ils se murent dans l'hypothèse ; ils aiment mieux croire que voir ; ils semble qu'ils perdraient quelque chose à la reconnaissance d'un fait. On ne peut se dissimuler que toutes les sciences doivent principalement les retards qu'elles ont éprouvés à cette funeste manie de raisonner d'après une idée reçue plutôt que d'après un examen contradictoire de la matière.

Encore aujourd'hui, en Allemagne, en Italie, mais surtout en Angleterre, il est des praticiens qui, croyant faire une concession, veulent porter sur la bouche, pendant tout le traitement seulement, un dégré modéré d'irritation, comme s'il était en leur pouvoir de modérer ce degré et d'arrêter la salivation qui les déborde souvent.

Dans la plupart des cas, lorsque le mercure fait saliver, la maladie reste stationnaire, si elle n'empire pas. Pour notre part, nous sommes bien convaincu que la salivation est toujours nuisible dans le traitement des maladies syphilitiques, et qu'il faut, quand on le peut, l'éviter avec soin.

Causes. L'humidité, le froid, contribuent beaucoup à faire saliver. Dans son service des vénériens, Sanchez avait remarqué que ceux qui étaient placés près de la porte salivaient plus que ceux qui étaient placés près du poêle.

A Strasbourg, on a observé que l'excessive chaleur contribuait aussi à propager la salivation. Le mauvais état de la bouche, les dents gâtées, les mauvaises gencives, l'habitude de fumer, font porter directement le mercure sur la bouche, et favorisent également beaucoup la salivation. La constipation, l'état morbide du tube intestinal, les constitutions molles, lymphatiques, scrofuleuses, sont encore autant de conditions qui concourrent à augmenter ou à déterminer cette salivation. Il est des cas exceptionnels dans lesquels, quoi qu'on fasse, rien ne peut parer à ce qu'elle se produise.

Voyons maintenant quelles sont les prépara-tions mercurielles qui portent particulièrement à la bouche, toutes n'étant pas également suscepti-bles de produire la salivation.

Quel que soit le mode d'administration du mer-cure, quelle que soit la forme dont on l'ait revêtu, c'est le propre de ce médicament de porter son ac-tion sur la bouche et les glandes salivaires; et cette propriété se manifeste presque toujours en raison directe de la quantité de métal qu'on peut introduire dans l'économie.

Ainsi, les préparations et les voies d'adminis-trations qui offriront la plus grande quantité de mercure à l'absorption seront celles qui provo-queront en général le plus tôt la salivation. Nous placerons en première ligne certaines préparations insolubles et certains modes d'administrations, tels que les frictions ou les vapeurs. Viennent en-suite le calomel, l'onguent mercuriel, puis l'acé-tate de mercure. Le proto-iodure, le sublimé, sont les préparations qui exposent le moins à ces ac-cidents.

Les doses qui font saliver sont très variables ; les uns salivent à la dose de cinq centigrammes de calomel. On en a vu d'autres en prendre jusqu'à soixante centigrammes sans aucuns résultats; il en est de même pour les frictions.

Le temps de développement est très variable; mais cependant, on peut établir des règles générales. La salivation se produit rarement avant le cinquième jour, plus rarement encore après le vingtième. C'est donc du quatrième au huitième jour du traitement qu'il faut porter toute son attention sur l'action de ce médicament et surveiller de près les organes qu'il peut affecter.

Des médecins instruits, Villermé entre autres, ont dit qu'ils avaient observé des stomatites mercurielles six mois et même un an après le traitement Nous pensons qu'il peut exister des stomatites avec salivation, sans qu'il y ait eu pour cela de traitement mercuriel antécédent, car d'après des observations bien authentiques que nous avons sous les yeux et les nôtres propres, nous voyons que la salivation mercurielle arrive pendant le traitement, ou peu après, mais jamais après un long intervalle de temps.

Symptômes. A moins que la maladie n'arrive tout d'un coup, les malades se plaignent d'un goût désagréable, métallique, comme cuivreux dans la bouche ; bientôt et sutout si l'on continue les mercuriaux, la muqueuse de cette cavité devient plus chaude, s'endolorit, les gencives se tuméfient et paraissent plus pâles, excepté au collet de la dent où elles sont assez souvent rougeâtres ; la langue et les dents noircissent et l'haleine prend une odeur fétide qui se prononce de plus en plus, à mesure que la maladie se développe et devient caractéristique. L'irritation des gencives se propageant à l'intérieur des alvéoles, les dents sont agacées, cotonneuses, et quand on ferme la bouche, on semble les rencontrer plus tôt qu'on ne le croit ; on éprouve la sensation de corps étrangers, et l'on croit toujours avoir quelque morceau d'aliment entre les dents ; ce dernier effet est produit par la dentelure des gencives tuméfiées. La mâchoire inférieure est toujours la première et la plus longtemps affectée ; et si la maladie continue, elle finit par envahir les gencives supérieures. A mesure que l'état morbide empire, les bords des gencives blanchissent, se détachent des dents et forment des ulcérations. La face interne des joues se tuméfie et s'infiltre ; un bourrelet qui s'ulcère par la presssion continuelle exercée sur lui, s'établit entre les arcades alvéolaires ; la langue est tellement gonflée qu'elle semble ne plus pouvoir loger dans la bouche ; elle cherche à fuir dans les intervalles des alvéoles, et s'ulcère aussi sur les bords ; l'ulcération arrive en un mot partout où il y a pression.

Les amygdales, le pharynx, l'isthme du gosier, les piliers du voile du palais s'affectent à leur tour et se gonflent, ainsi que le tissu cellulaire ambiant ; mais ce n'est jamais par eux que commence la maladie, c'est toujours par les gencives. Le gonflement de toutes ces parties peut être tel que le malade est quelquefois dans l'impossibilité d'écarter les mâchoires, de parler, d'entendre ni d'avaler ; il est même des cas dans lesquels on est obligé de nourrir le malade à l'aide d'une sonde.

Nous avons dit que la muqueuse s'ulcérait partout où elle subissait un peu de compression. Ces ulcères mercuriels sont en général superficiels, à fond blanchâtre, molasses, saignant facilement, se distinguant des ulcères syphilitiques par leur nombre, qui est en général considérable, leur aspect que nous venons de décrire, leur pourtour qui est blafard et douloureux, par la circonstance de l'emploi du mercure et de la salivation, par leur siége au collet des dents ou à l'angle d'intersection des deux mâchoires ; tandis que nous nous rappelons que les ulcères syphilitiques siégent de préférence aux amygdales, au frein de la langue et aux lèvres.

Nous arrivons maintenant à la partie qui a le plus frappé l'attention des auteurs.

Lorsque la maladie est parvenue au dégré que nous venons de décrire, le pouls est fréquent, la tête douloureuse, le sommeil disparaît, les forces et l'appétit diminuent, se perdent bientôt, et si les symptômes de réaction continuent, la secrétion de la salive est augmentée d'abord sans altération de produit ; puis à mesure que la maladie fait des progrès, la salivation devient très abondante et très fétide, et le malade peut perdre jusqu'à huit livres de salive par jour, et cela pendant plusieurs jours, la quantité la plus habituelle étant de trois à quatre livres par vingt-quatre heures.

C'est seulement par son passage dans la bouche que la salive acquiert la fétidité, car la salivation mercurielle n'est pas une affection des glandes salivaires, comme on pourrait le croire. La salive, dans ce cas, est à la bouche ce qu'est la bile au canal intestinal dans la duodénite. Il n'y a pas gonflement des glandes, et ce n'est pas seulement le toucher qui vient à l'appui de cela, car dans différentes autopsies on a trouvé les glandes à l'état normal ; pourtant, quand la maladie est très longue, les glandes s'enflamment et se tuméfient un peu ; mais cela n'arrive que par voie de succession.

Il y a un autre symptôme successif qui offre plus de gravité, nous voulons parler de cette sécrétion sébacée, fétide, du tartre enfin, qui produit l'effet de la potasse caustique sur tous les points avec lesquels il se trouve en contact. Les dents s'ébranlent de plus en plus, les ulcérations font des progrès, les parties cutanées de la face sont quelquefois frappées d'érysipèle, et si la maladie continue à s'aggraver, soit par une mauvaise disposition de l'individu, soit par la continuation du mercure, comme n'ont pas craint de le faire quelques médecins, la gangrène survient et frappe de mort les gencives et les joues, pendant que la nécrose peut détruire les bords alvéolaires. Heureusement que de nos jours, en France, à part quelques circonstances malheureuses, nous ne voyons plus de ces tristes accidents. Quelle est donc la terminaison la plus ordinaire?

Terminaison. La maladie peut se terminer par délitescence ou par résolution ; elle peut aussi arriver à se tarir graduellement ; l'ulcération est la terminaison la plus ordinaire ; la plus fâcheuse est la gangrène de la face interne des joues et des gencives, et lorsqu'elle se joint à l'érysipèle, la perforation de ces parties. Nous avons vu un malade qui avait totalement perdu la langue, un autre la moitié de cet organe, un autre enfin la muqueuse de la face interne des joues. La mort est très rarement la conséquence de la salivation, on l'a cependant vu arriver par la perte d'une trop grande quantité de salive ; ou bien il peut rester une difformité si grande, telle que la perte d'une partie des mâchoires, que la mort serait quelquefois préférable.

Le marasme est fréquemment la conséquence des grandes salivations.

Diagnostic différentiel. Quand on arrive auprès d'un malade qui salive, on doit s'informer de ses antécédents ; par exemple, s'il prend du mercure, s'il en a pris, s'il est constipé, etc. Dans la salivation mercurielle, l'haleine est fétide, elle a une odeur métallique, bien que ce dernier point ne soit pas un signe pathognomonique exclusif. On a en même temps gonflement œdemateux des parties malades ; les gencives infiltrées s'ulcèrent. On examine l'aspect, le siége, la forme des ulcérations ; on ajoute tous ces signes et on a un diagnostic, sinon certain du moins rationnel ; mais dans tous les cas, il ne faut pas affirmer, par la seule inspection du malade, que la maladie soit causée par le mercure. Il y aurait trop de présomption à vouloir l'affirmer.

La marche de l'affection vient encore au secours du diagnostic ; le meilleur moyen de faire cesser la salivation mercurielle étant d'en éloigner la cause ; c'est dans ce cas surtout qu'on peut dire : *Sublatá causá tollitur effectus ;* car quand on suspend la médication, la stomatite a la plus grande tendance à guérir d'elle-même, contrairement aux autres stomatites ulcéreuses.

Le point capital c'est donc la présence du mercure, et dans ce cas, c'est d'avant en arrière qu'arrivent les accidents mercuriaux qu'on ne confondra jamais avec les ulcérations syphilitiques, dont on peut dire en thèse générale que les accidents marchent d'arrière en avant. Ajoutons à cela la lenteur de la marche des affections syphilitiques, comparée à la grande rapidité et à la marche aiguë de l'affection mercurielle.

Pronostic. Le pronostic n'est pas grave ordinairement, mais il peut le devenir par l'épuisement du malade et les pertes de substance qui peuvent frapper les diverses parties de la bouche, suivant la terminaison de la maladie. Une cause qui peut encore l'aggraver, c'est l'entêtement ou l'aveuglement de certains médecins qui continuent à donner les mercuriaux.

Traitement. Le traitement peut se diviser en deux parties bien distinctes : traitement prophylactique et traitement curatif. En observant soigneusement les règles du premier, il sera bien rare qu'on ait des accidents à combattre et besoin d'appliquer le second. Le mercure portant son action spécialement sur trois points de l'économie : la bouche, le tube intestinal et la peau, ce sont les fonctions de ces parties qu'il faut surveiller, et parconséquent pour détourner l'action du médicament de l'une d'elles, ce sera de l'appeler constamment sur les autres. Il faut toujours, nous l'avons déjà dit, surveiller les malades de près quand on administre le mercure, et surtout lorsqu'on augmente les doses ; les examiner tous les quatre ou cinq jours, et les tenir sous l'influence d'une température moyenne ; éviter le froid et l'humidité, principalement aux pieds ; donner de grands bains pour entretenir l'exalation cutanée , veiller à la liberté du ventre, purger même de temps en temps, mais par dessus tout surveiller la bouche.

Quand on s'aperçoit de la présence du tartre, il est nécessaire de l'enlever avec soin ; on doit insister sur cette pratique.

Différentes méthodes ont été proposées pour prévenir les stomatites mercurielles. On a cherché à neutraliser l'action du médicament sur la bouche, et pour cela on a vanté, dès le commencement du seizième siècle, l'union du camphre avec le mercure. Cette médication souvent essayée n'a jamais produit de bons résultats. Il en a été de même de l'union du mercure avec le soufre.

M. Picherel additionna le mercure de sulfate de chaux ammoniacé, mais il ne paraît pas avoir été plus heureux que ses dévanciers. L'opium a été préconisé par d'autres ; bien qu'il soit excellent pour calmer et diminuer la susceptibilité générale, il est d'un mauvais usage à cause de la constipation qu'il produit. L'iode a aussi été proposé, mais il est sans aucune espèce d'action. Les purgatifs sont bons comme médication indirecte, c'est-à-dire en éloignant une des conditions qui entretiennent le plus la maladie.

Comme médication locale, on a conseillé l'acétate de plomb en gargarisme, mais il est peu efficace.

On a encore employé les chlorures liquides, les chlorures de chaux par exemple, l'alun en poudre ou en solution, les gargarismes fortement opiacés, les astringents, le ratauhnia, le quinquina, enfin la glace et les antiphlogistiques.

Mais au dessus de tous ces moyens, se place l'administration méthodique des mercuriaux ; à doses faibles d'abord, qu'on élève ensuite à mesure que la tolérance s'établit ; qu'on diminue et qu'on suspend tout à fait dès que la bouche s'irrite, pour ne les reprendre qu'un peu plus tard quand les gencives sont revenues à leur état naturel, et après avoir pris toutes les précautions que nous avons indiquées pour préparer le malade à recevoir le médicament.

La stomatite étant enfin développée, c'est au traitement directement curatif qu'il faut avoir recours.

Les auteurs procèdent diversement.

Les uns veulent qu'on fasse de la médecine de symptômes, les autres que l'on donne certaines préparations qu'on a tour à tour regardées comme exerçant une action chimique sur le mercure. C'est ainsi que l'or, le soufre en pilules, les sulfures de chaux et de magnésie, l'acide sulfurique, l'acétate de plomb et autres substances analogues ont été vantées comme devant s'amalgamer avec le mercure, ou du moins le décomposer pour en faire un corps inerte qu'on entraînerait rapidement.

Les premières de ces préparations n'étaient qu'inutiles; les dernières peuvent être dangereuses si on les donne à dose trop élevée. On les rejettera donc toutes également.

L'opium et le camphre que nous avons dit être sans action pour prévenir la salivation, ne paraissent pas plus efficaces pour la combattre, à l'exception de l'opium, à cause de la propriété que nous lui avons reconnue de calmer la susceptibilité générale, et conséquemment de venir au secours des autres agents thérapeutiques.

Les astringents appliqués localement et comme méthode générale, ne comptent plus guère de partisans ; mais il est des circonstances dans lesquelles ils sont fort utiles. Les révulsifs appliqués sur la peau paraissent causer plus de douleur et d'agacement au malade que lui apporter de soulagement.

Sans entrer dans de plus grands détails, c'est à la médecine rationnelle que nous avons recours ordinairement. Nous cherchons d'abord à éliminer la cause morbide, le mercure, par toutes les voies possibles. Le malade, tenu au lit dans une chambre aérée, à température douce et uniforme, boira des tisanes chaudes et diaphorétiques, afin de provoquer la transpiration cutanée ; en même temps il sera purgé aussi longtemps qu'il le faudra pour entretenir la liberté du ventre et même appeler sur l'intestin une partie de l'irritation qui siége sur la bouche. Après avoir nettoyé cette cavité du tartre qui se forme sur les dents, nous promenons sur toutes le parties affectées un pinceau chargé d'acide chloridrique pur. Ce médicament nous a toujours paru le plus efficace, le plus énergique et le plus cicatrisant des caustiques employés jusqu'à ce jour, et de beaucoup préférable au nitrate d'argent fondu qu'on a mis en usage dans ces derniers temps. Seulement, il faut bien prendre garde de ne pas toucher les dents, ce qui les altérerait. On obvie à cet inconvénient, en faisant gargariser le malade avec de l'eau froide, ou bien en tenant d'une main un morceau de linge fin avec lequel on essuie les dents du malade à mesure que l'on promène le pinceau. Il faut toucher les ulcérations profondément et les gencives superficiellement. Nous accompagnons souvent ce moyen de saignées générales et locales, proportionnées à l'intensité du mal, aux forces et au tempérament du malade; nous employons aussi de la glace sur les joues, des gargarismes émolliens avec le lait tiède ou de l'eau de guimauve, où entre de l'eau de laitue opiacée, etc.

Un peu plus tard, quand la stomatite est moins aiguë, on emploie les gargarismes astringeants, détersifs, avec l'eau d'orge miellée, le miel rosat, l'alun, etc.

Pendant le traitement de la stomatite mercurielle, on ne doit pas s'occuper de l'affection syphilitique qu'on abandonne un instant à elle-même pour la reprendre un peu plus tard.

Les gargarismes suivants employés dans l'intervalle des cautérisations avec l'acide chloridrique réussissent bien ; ainsi au début :

Décoction de morelle	250 grammes.
Acide chloridrique pur	2 grammes.
Sirop de mûres	52 grammes.

Quand il y a menace de gangrène, et grand ramollissement des gencives ;

Eau distillée de laitue	250 grammes.
Teinture de quinquina rouge	
Teinture de cochléaria	a a 4 grammes.
Sirop de mûres	52 grammes.

Nous ajoutons un peu d'opium s'il y trop de

douleurs. Vers la fin du traitement, presque toujours nous ordonnons :

Eau distillée de laitue	200 grammes.
Sulfate d'alumine et de potasse	4 grammes.
Miel rosat	32 grammes.

Outre l'augmentation des sécrétions en général, et particulièrement de celle de la salive, qui est l'épiphénomène le plus saillant de l'administration du mercure, on a remarqué que cartains individus étaient atteints de tremblements des membres, tremblements qui disparaissent ordinairement lorsqu'on cesse l'administration mercurielle.

On a encore attribué aux médicaments mercuriels les paralysies, les apoplexies, les phtysies, la folie, etc., maladies qui peuvent survenir chez ceux qui en font usage.

On attribue, en général, des affections si nombreuses et si diverses, qu'il est bien plus logique de penser, selon nous, que ces maladies se seraient produites quand même, en dehors et malgré l'administration du médicament.

Du reste, le mercure réclamant certaines précautions d'administration que nous avons indiquées, nous croyons qu'il est inutile d'insister davantage sur ce point.

CHAPITRE VI.

SYPHILIDES.

La plupart des auteurs niant le principe de la syphilis, ou méconnaissant la cause qui pouvait produire les affections cutanées, suite de la syphilis, et croyant sans doute, sous des formes différentes, avoir affaire à des symptômes différents, ont presque tous longuement énuméré et décrit sans beaucoup d'ordre ces différentes sortes d'affections.

Quant à nous, qui reconnaissons une cause unique à toutes ces variétés de formes de la syphilis, nous nous contenterons de les énumérer sans faire de description à part pour chacune d'elles.

Il est vrai que les syphilides varient de forme suivant leur siége, et que les diverses constitutions leur impriment des modifications ; ainsi, elles seront tour à tour squammeuses, pustuleuses, tuberculeuses, végétatives, milliaires, scabioïdes, mais sous ces différentes formes, elles ne constituent toujours qu'une seule et qu'une même affection.

Nous ne rangerons pas dans cette catégorie celles qu'on a désignées sous le nom de *syphilides ulcéreuses;* cette variété étant la suite des autres formes, et appartenant aussi à une série de symptômes différents (*rupia* : symptômes tertiaires.)

Nous le répétons, la forme des syphilides ne dépend pas de la cause qui a agi mais du tissu où cette cause porte son action.

Diagnostic. On a prétendu que les exanthèmes qui ne reconnaissaient pas pour cause le virus syphilitique étaient toujours accompagnés de prurigo et d'un mouvement fébrile; ces signes ne sont pas d'une grande valeur, puisque dans les syphilides on peut rencontrer l'un et l'autre.

Pour porter un diagnostic sur les affections cutanées, conséquence de la syphilis, on s'est beaucoup fondé sur la teinte sombre, cuivreuse, livide, bleuâtre, afin d'affirmer que l'affection était syphilitique ; d'abord cette teinte n'existe pas à toutes les périodes de la maladie ; ce n'est le plus souvent qu'au déclin, et nous renvoyons ici, pour compléter le diagnostic, à ce que nous en avons dit à l'article des généralités.

Les formes les plus fréquentes sont les suivantes :

1. *Les papules.* — Les papules syphilitiques ou syphilides papuleuses dont nous ferons la description particulière en raison de sa grande fréquence.

2. *Les squammeuses* ou *psoriasis guttata :* squammeux, lenticulaire.

3. *Les pustules.* — L'impétigo du cuir chevelu, un des symptômes les plus fréquents après le chancre induré.

4. *L'ecthyma,* — très fréquent surtout à une époque éloignée du chancre.

5. *L'achné,* se rencontrant souvent sur le front, sur les épaules, annonçant presque toujours une affection syphilitique plus grave. C'est cette affec- qu'on a désignée sous le nom de *corona Veneris.*

6. *Les tubercules serpigineux*, herpéti-formes.

7. *Les macules.* — Les taches éphélides ou macules cuivreuses de quelques auteurs.

8. *Les Rhagades* ou *Condylômes*, affectant une forme toute particulière très distincte, ce qui tient à leur siége sur des parties de peau qui se rapprochent beaucoup du tissu muqueux.

Pronostic. Plus les syphilides sont superficielles, précoces dans leur développement, plus le traitement général mercuriel les guérit ; mais toute affection cutanée simple qui accompagne les syphilides les aggrave, et oblige d'en modifier ou d'en suspendre le traitement. Souvent après avoir sensiblement diminué sous l'influence du traitement, les taches restent indélébiles.

Traitement. Dans le plus grand nombre des cas c'est le traitement général que nous avons indiqué au chapitre des généralités, qu'on emploie contre les syphilides. Mais pour cela, on ne doit pas négliger le traitement local, tels que les bains par exemple, qui facilitent la chute des squammes, les lotions adoucissantes, stimulantes ou narcotiques. S'il existe de croûtes, on les fera tomber à l'aide de cataplasmes. Dans la forme ecthymateuse, l'application d'un emplâtre de sparadraph de Vigo sur les pustules d'ecthyma produit de bons résultats. Ce moyen guérit promptement cette forme de syphilide qui jusqu'alors avait résisté à tout autre traitement.

L'acide chloridrique étendu d'eau, les lotions savonneuses, les bains de mer, d'eau salée, les fumigations de cinabre réussissent bien quelquefois à faire disparaître les taches indélébiles. Mais c'est surtout, comme nous l'avons déjà dit, sur le traitement général qu'on doit le plus compter. L'impétigo du cuir chevelu, les différentes formes du psoriasis, les herpès, les tubercules disparaissent à merveille sous son influence.

CHAPITRE VII.

DE LA PAPULE SYPHILITIQUE.

(PAPULES MUQUEUSES.)

Synonimie. Il est une forme de syphilides tellement fréquente que nous devons tracer son histoire à part et avec plus de détails que pour les autres variétés de syphilides.

Cette variété constitue la papule syphilitique ou syphilide papuleuse, qu'on a encore appelée plaque muqueuse, pustule muqueuse, pustule humide, pustule plate, tubercule muqueux, etc. C'est cette forme de syphilides qui affectant les plis rayonnés de l'anus, et se modifiant dans son aspect pour présenter une sorte de fissure boursoufflée, a pris le nom de *rhagade*.

Siége. Cette lésion prend naissance dans le corps muqueux et la partie vasculaire de la peau et des muqueuses. Elle peut se développer sur tous les points du tégument et les portions les plus extérieures des membranes muqueuses. Son siége le plus fréquent se trouve dans les points où la peau est fortement doublée de tissu cellulaire et habituellement humectée par la transpiration ou par d'autres produits de sécrétion qui permettent à l'épiderme de se ramollir. On trouve donc les tubercules muqueux sur le scrotum, sur le gland, le prépuce, le clitoris, dans le voisinage de l'anus, de la vulve, dans le pli génito-crural, à la partie interne des cuisses, sur le pudindum, à l'ombilic, au mamelon surtout chez les nourrices, dans le creux axillaire, aux lèvres, à la voûte palatine, sur la langue, dans l'oreille, entre les orteils.

Citons ici ce que disent Messieurs Cullerier et Ratier sur les différences de forme de la papule syphylitique relativement à son siége, bien que ces auteurs paraissent avoir confondu cette variété avec toutes les autres et en avoir fait naître toutes les formes de syphilides.

« Toutes les parties de la peau et les portions
» les plus extérieures des membranes muqueuses
» peuvent présenter la lésion que nous étudions,
» et qui revêt des formes en apparence très diffé-
» rentes, selon le siége qu'elle occupe. On peut
» s'en convaincre en observant avec attention les
» diverses régions du corps chez un sujet affecté
» d'une syphilide papuleuse générale un peu an-
» cienne et négligée ou exaspérée par un traite-
» ment vicieux; on voit alors de proche en proche
» la papule subir des modifications nombreuses,
» de telle sorte que si l'on passe tout d'un coup
» de la papule lenticulaire sèche et indolente à la
» papule volumineuse, enflammée et suppurante,
» on est porté, comme cela est arrivé, à regarder
» comme tout à fait distinctes ces deux extrémi-
» tés d'une même série.

« Il en est tout autrement lorsqu'on suit les
» nuances qu'elle présente, et les modifications
« successives qu'elle subit pour arriver d'un point
» à l'autre.

12

« Sur le dos, sur la poitrine, les bras, les cuis-
« ses, où la peau est habituellement sèche, la pa-
« pule n'est qu'une petite tache d'un rouge très
« vif et très franc à son début. Elle conserve cet
» aspect chez les enfants et les femmes pendant
» toute sa durée ; mais elle devient un peu viola-
» cée lorsqu'elle est ancienne ou qu'elle occupe
» une peau brune et rugueuse.

« On sent alors sous le doigt une tumeur dure,
» résistante et lenticulaire plus manifeste encore
» quand la peau est immédiatement appliquée sur
» les os, comme au front, au coude, etc. Elle
» n'est pas douloureuse dans cet état et ne fait
» éprouver qu'une démangeaison insensible. Elle
» ne suppure jamais spontanément ; seulement
» l'épiderme, soulevé par le gonflement du corps
« muqueux, est détaché par les frottements en
» plaques circulaires ; alors la base de la tumeur
« est environnée d'une lisière épidermique dont
» on a prétendu faire un caractère essentiel, et
» qui est seulement le caractère de la forme pa-
» puleuse, quelle que soit sa nature. La surface
» rouge qui succède à la chute de cette squamme
» produit un nouvel épiderme qui n'a pas les

» qualités normales, et qui se détache à son tour
» pour être encore remplacé plus ou moins fré-
» quemment.

« Quand la papule occupe une partie de la
» peau plus perspirable, et à plus forte raison
» quand elle siége dans les régions habituelle-
» ment humectées d'une transpiration odorante
» et souvent acide, l'épiderme ramolli se détache
» plus rapidement et ne se régénère pas. Au con-
» traire, la surface dénudée, irritée par les
» frottements, sécrète une sérosité plus ou
» moins abondante qui se solidifie en croûtes
» molles et peu adhérentes. C'est ce qui arrive au
« cuir chevelu, aux régions axillaire, inguimale,
« scrotale, et aussi aux commissures des lèvres
« et aux angles postérieurs des narines. L'irrita-
« tion produite par l'action de gratter peut ame-
« ner des ulcérations quelquefois profondes et
» opiniâtres. Cela s'observe surtout aux orteils,
» où la transpiration et la malpropreté produisent
« des ulcères excessivement douloureux et diffi-
» ciles à guérir, attendu le peu d'épaisseur des
» parties molles, et la difficulté de maintenir
» l'appareil de pansement, ulcères qui ont reçu

» le nom particulier de *raghades*, qu'on donne
» quelquefois aussi à la maladie quand elle oc-
» cupe l'anus.

» La syphilide papuleuse peut se développer
» sous les ongles ou sur le repli cutané qui en-
» toure leur base, et c'est alors qu'elle donne lieu
» à *l'onyxis-syphilitique*, maladie douloureuse et
» rebelle jusqu'ici, et pour le traitement de la-
» quelle cette simple indication, qu'elle dépend
» d'une papule développée sous l'ongle, fournit
» un moyen aussi doux qu'il est efficace, en place
» de procédés cruels, et souvent sans résulat, que
» l'on employait autrefois.

» Les diverses variétés de papules que nous ve-
» nons d'indiquer, peuvent s'observer chez plu-
» sieurs sujets séparément ; et c'est sans doute ce
» qui a donné le change à des observateurs dont
» l'attention ne s'est pas suffisament arrêtée sur
» ce sujet. Mais en les voyant réunis chez la même
» personne, il est facile de vérifier ce que nous
» exposons ici. »

Epoque d'apparition. Les papules syphilitiques
apparaissent quelquefois primitivement de huit à
quinze jours après un rapport suspect, quand elles

ont été contractées par la contagion ; le plus fréquemment elles ne se montrent que comme symptômes secondaires plusieurs semaines après l'apparition d'un chancre.

L'observation prouve que tout le monde n'est pas apt à contracter primitivement cette papule. Elle n'affecte que ceux qui sont très prédisposés aux symptômes secondaires.

Le nombre des papules varie ; le plus souvent elles sont multiples. Leur volume et leur dimension varient également.

Causes. Les causes sont prédisposantes, occasionnelles ou déterminantes. Les tempéraments lymphatiques, le sexe féminin, l'enfance sont prédisposés à contracter la papule syphilitique ; la malpropreté, surtout chez les gens gras où une transpiration âcre séjourne dans les plis génitaux, la misère qui fait manquer de soins, l'échauffement, l'irritation de l'anus par suite de constipation ou de toute autre cause, favorisent son développement, mais sont impuissants à eux seuls pour la produire. Là encore et comme toujours nous ne retrouvons qu'une seule cause déterminante, spéciale : c'est la présence du chancre.

Un chancre, en se déviant, peut bien produire une papule muqueuse, mais jamais la papule ne peut produire un chancre.

La papule est le symptôme de transition entre les accidents primitifs et les accidents secondaires. Elle tient à l'affection primitive par la propriété qu'elle a de se transmettre par la contagion, et aux symptômes secondaires en ce qu'elle n'est pas inoculable. C'est l'ambigu entre ces deux symptômes, comme les végétations entre les affections virulentes et celles qui ne le sont pas.

Symptômes. La papule débute par une tache, une macule rouge sur une légère élevure ; la peau devient grasse comme muqueuse, d'où est venue la dénomination de cette affection ; le point affecté se tuméfie de plus en plus, en formant une saillie arrondie, haute d'un à deux millimètres et de six, huit, dix, quinze millimètres de diamètre. C'est une demi-sphère qui se confond avec les parties voisines, sans offrir de marge bien dessinée, ni surtout de bords taillés à pic comme dans le chancre ; elle offre l'apparence d'une petite ulcération qui tend à se réparer. Sa couleur varie avec son siége ; elle est ordinairement rougeâtre, quelquefois grisâtre, recouverte d'une couche plastique, lardacée comme à l'anus, à l'ombilic, aux lèvres aux amygdales.

Quand la papule siége sur une muqueuse ou une peau qui s'en rapproche par sa nature ou ses fonctions, elle y détermine de l'irritation et amène le plus souvent un suintement d'une odeur caractéristique *sui generis*, et qui fait reconnaître ce symptôme partout où il se trouve.

Quelquefois ces papules s'enflamment quand elles ont été irritées ; elles deviennent alors douloureuses, s'ulcèrent et se déforment un peu, mais il est toujours facile de les reconnaître par l'odeur qui reste toujours caractéristique.

Marche. La marche est toujours chronique et lente ; la papule guérit quelquefois spontanément, le plus souvent elle réclame une médication, la guérison pouvant longtemps se faire attendre.

Diagnostic. On peut se guider par la forme et l'aspect du symptôme, son odeur *sui generis*, son siége, les antécédents du malade, la persistance de la lésion ; enfin, la facilité avec laquelle elle cède au traitement spécifique.

Dans la papule, il y a un point saillant, érodé,

sans bords taillés à pic reposant sur un fond presque toujours indolent, ce qui le distingue à la bouche des aphtes, sur le prépuce ou sur le gland des chancres, à l'anus d'une tumeur hémorroïdale ou d'un gonflement prurigineux des plis rayonnés.

Pronostic. Comme maladie locale, il est peu grave en général ; c'est un symptôme qui se borne à la surface, et n'altère pas les fonctions d'une manière notable, mais il est d'une longue durée. Il peut guérir spontanément par les soins de propreté, le repos, un régime doux, et la surveillance exacte de l'état des voies digestives. On ne doit pas toujours compter sur cette terminaison, ni l'attendre trop longtemps. Le pronostic est plus grave quand la papule siége sur les points de la peau qui touchent aux os. Comme la racine des ongles, les orteils, en effet, elle peut amener des pertes de substances : gangrène des parties molles, carie des parties dures, etc.

Comme affection générale, les auteurs s'accordent à la regarder comme le signe le plus certain de la syphilis constitutionnelle, et un des plus précoces ; c'est le symptôme qui cède le mieux au traitement spécifique, mais aussi récidive le plus souvent et le plus fréquemment de tout autre.

Traitement. Il se divise en local et en général. Nous renvoyons, pour le traitement général à l'article des généralités, où nous l'avons longuement détaillé. Il nous reste donc à examiner le traitement local.

Avant tout traitement spécial, il faut calmer les irritations locales ou générales, par les antiphlogistiques, les bains, les applications émollientes, le repos, etc.; isoler les parties malades des parties saines, comme nous l'avons fait pour le chancre, par de la charpie sèche, du linge fin, etc. Un bon moyen à mettre ensuite en pratique, c'est la cautérisation superficielle et fréquente avec le nitrate d'argent, ou le nitrate acide de mercure de manière à produire une légère escarre qui mette les parties à l'abri des influences extérieures et les isole. Surtout dans les points où l'on ne peut faire aucun pansement, comme aux amygdales, aux voiles du palais, dans les cavités nasales, etc., dans ces cas encore, on ajoute au traitement les gargarismes narcotiques et détersifs ; puis après la période aiguë ceux qui contiennent des préparations mercurielles, par exemple le suivant :

Décoction de ciguë et de morelle   -- 250 grammes.
Deutochlorure de mercure (progressive-
ment)   de 10 à 25 centigr.

Partout où l'on peut panser les papules, la médication locale vraiment spécifique par la rapidité de ses résultats est la suivante :

Lotionner les parties malades trois ou quatre fois par jour avec le liquide suivant :

Eau distillée   125 grammes.
Chlorure d'oxide de sodium   4 grammes.

Puis après les lotions, qu'on peut renouveler plus souvent si besoin est, on saupoudre les parties malades avec la poudre de calomel préparée à la vapeur. Huit ou dix jours suffisent alors pour faire disparaître la maladie. On doit dans tous les cas administrer en même temps la médication générale pour mettre le malade à l'abri des récidives.

CHAPITRE VIII.

DE L'IRITIS SYPHILITIQUE.

Les auteurs sont maintenant d'accord sur l'existence de l'iritis par cause syphilitique, mais ils
diffèrent encore sur la nature des symptômes qui
la caractérisent.

L'iritis se développe comme symptôme secondaire coïncidant le plus souvent avec une syphilide pustuleuse ou papuleuse. Elle peut débuter
sous forme aiguë ou sous forme chronique. Lorsqu'elle affecte une marche aiguë, elle reconnaît
presque toujours pour cause une violence extérieure sur l'œil ou l'impression de l'air froid ; c'est

alors une iritis ordinaire, mais qui se développe chez un individu syphilitique.

Dans l'iritis aiguë, une douleur d'abord sourde et qui augmente peu à peu, se fait sentir dans le globe oculaire, la vue se trouble, la pupille se rétrécit et devient immobile.

M. Sichel regarde comme un fait constant que dans l'iritis syphilitique, la pupile prend la forme d'un ovale oblique de bas en haut et de dehors en dedans, et dont l'extrémité supérieure ou interne est plus ou moins anguleuse, et plus rapprochée de la grande circonférence de l'iris.

Nous avons en effet observé ces déformations dans l'iritis syphilitique, mais ce signe perd sa valeur pathognomonique puisqu'on l'observe assez fréquemment dans des iritis dont la cause est différente.

L'iris semble se gonfler et se bomber légèrement ; sa couleur change et passe du bleu ou du gris au vert ou au brun clair, et du brun au rouge sombre ou au jaunâtre ; sa surface devient inégale, semble dépolie, terne, quelquefois villeuse. Les vaisseaux de la corroïde forment autour de la cornée un cercle rouge foncé. Le bord de la pupille peut devenir comme frangé, s'incliner vers le cristallin et paraître accolé à ce corps.

Dans l'iritis chronique, l'individu qui en est atteint éprouve du trouble dans la vision ; ses yeux deviennent larmoyants, sensibles à la lumière, et c'est alors qu'arrivent les déformatôns de la pupille sur lesquelles insistent tant les ophtalmologistes allemands. Beer et Schmid indiquent comme caractère spécifique de la maladie l'apparition de petites végétations condylômateuses d'un jaune rougeâtre, à la surface de l'iris ou près de ses bords. Sanson dit avoir vu plusieurs fois des végétations naissant de la marge pupillaire qu'elles déformaient, et présentant une couleur analogue à celle de l'iris, dont elles semblaient être une espèce de lambeau.

Le petit cercle de l'iris prend bientôt une teinte cuivrée qui s'étend de plus en plus. C'est surtout dans cette forme de l'iritis que se manifestent dans l'orbite de véritables douleurs ostéocopes, disparaissant le jour pour revenir la nuit.

Diagnostic. Tous les signes de l'iritis ordinaire, plus la coïncidence d'autres symptômes syphilitiques, servent au diagnostic. Nous sommes loin

d'affirmer avec quelques auteurs que l'iritis suffit à elle seule pour caractériser une syphilis constitutionnelle ; à l'état aigu, elle peut reconnaître
bien d'autres causes. Quand elle débute par l'état
chronique chez un individu qui a des symptômes
de syphilis, et sans autre cause appréciable, elle
devient l'objet d'un doute sérieux, mais nous ne
pensons pas que sur ce seul signe on puisse porter un jugement absolu.

Pronostic. L'iritis aiguë est toujours une affection grave, surtout lorsqu'elle débute avec violence, parce qu'alors il peut se former de fausses
membranes qui oblitèrent complètement la pupille. L'iritis chronique est moins dangereuse en
ce qu'elle donne plus de temps au traitement général pour modifier l'économie et agir contre elle.
Mais si on la néglige, la maladie peut s'étendre
à la choroïde et à la rétine, et déterminer une
amaurose avec altération des membranes de l'œil
et du cristallin.

L'iritis syphilitique se complique facilement de
l'inflammation de la cornée, sur laquelle on aperçoit quelquefois de petites taches blanches ou
brunes. Plus qu'à la suite de toute autre irritis,

l'œil reste plus longtemps sensible à la lumière et plus exposé aux récidives et aux inflammations de la sclérotique.

Traitement. C'est celui de toutes les autres iritis, plus la médication interne spécifique de la syphilis. On combat l'inflammation par un régime sévère et des antiphlogistiques d'autant plus énergiques que la maladie est plus aiguë : saignées du pied ou du bras, application répétée de sangsues, de vantouses ; — obscurité ; — et plus tard vésicatoires à la nuque, aux tempes ; séton, etc. On prévient la formation des abcès, on en facilite l'absorption par des purgatifs répétés, les antimoniaux à haute dose, mais surtout par les onctions autour de l'orbite, dans une largeur de deux doigts avec une pommade fortement opiacée, ou mieux avec le mélange suivant :

Onguent napolitain	
Extrait de Belladone	a a 4 grammes.

En même temps à l'intérieur, on administre comme médication altérante, des pilules faites avec le calomel et l'opium. Certains auteurs veulent qu'on en pousse l'emploi jusqu'à la salivation. Ils s'en promettent sans doute une dérivation plus active, mais nous sommes persuadé que dans aucun cas la salivation ne peut être heureuse, et qu'on doit toujours la remplacer par d'autres moyens plus sûrs et qui soient plus faciles à modérer dans leur action.

Les onctions narcotiques , de même que les solutions aqueuses d'extrait de belladone ou de jusquiame matin et soir sur la région oculaire ont encore l'avantage de calmer les douleurs et de s'opposer à la tendance continuelle qu'a la pupille de se rétrécir. Puis, dès que l'état aigu est un peu calmé, on administre les antisyphilitiques à l'intérieur.

M. Carron du Villards propose d'ajouter à la médication antisiphilitique les fumigations de cinabre et les frictions de cianure d'or dont il dit avoir retiré d'heureux effets.

CHAPITRE IX.

TESTICULE SYPHILITIQUE.

L'engorgement chronique du testicule, pouvant dégénérer en sarcocelle ou cancer de cet organe, survient quelquefois sur des individus de constitution faible, lymphatique, à tendances scrofuleuses, atteints d'accidents secondaires de la syphilis. Quelquefois même, l'engorgement syphilitique du testicule est le seul symptôme apparent. Disons toutefois que cette affection ne se développe que tardivement, et quand la constitution a, pour ainsi dire, été minée par le poison. Il est rare de rencontrer l'engorgement syphylitique du testicule sur des sujets robustes, à moins qu'ils n'aient

13

été déterminés par quelque violence extérieure.

Symptôme. — Marche. — Terminaison. Le malade s'aperçoit d'abord d'une augmentation de volume du testicule affecté ; il éprouve un sentiment de pesanteur qui le gêne dans sa marche. Le plus ordinairement, il ressent peu de douleur, même par la pression. Au bout d'un certain temps, la surface du testicule, d'abord unie, finit par présenter des inégalités ; le malade peut éprouver des tiraillements qui s'étendent dans le trajet du cordon. En cet état, l'affection peut rester longtemps chronique sans beaucoup altérer la santé générale du malade ; d'autrefois, les symptômes varient et passent subitement à l'état aigu. Le testicule alors augmente de plus en plus de volume ; des douleurs sourdes, gravitantes se font sentir dans la région des reins, la peau du scrotum s'enflamme et rougit ; en un mot, la maladie peut subir toutes les phases que parcourt un sarcocèle qui ne reconnaît pas pour cause le virus syphilitique.

Diagnostic. Presque tous les auteurs qui ont écrit jusqu'ici sur les maladies vénériennes ont confondu l'engorgement syphilitique du testicule avec l'épydidimite, et lui ont assigné la même cause. Dans celle-ci l'inflammation se propageant de proche en proche, l'épydidime est seul affecté, et le testicule reste sain. Dans l'affection qui nous occupe, le testicule au contraire présente des iné-galités, des bosselures, des rugosités sur une plus ou moins grande étendue de sa surface. Il est vrai que la maladie peut quelquefois envahir l'épydi-dime, mais cela est rare.

Pronostic. Le pronostic du testicule syphiliti-que est ordinairement grave ; il annonce toujours une maladie ancienne et invétérée ; de plus, il y a risque pour le malade qui en est affecté de per-dre le testicule, peut-être même ces deux organes qui sont d'une si grande importance.

Cependant il y a plus de chances de guérison lorsque la maladie reconnaît pour cause le virus vénérien que lorsqu'elle dépend de la diathèse cancéreuse ou du vice scrofuleux par exemple, car dans le premier cas, si le sujet n'est pas complè-tement affaibli par la maladie ou les traitements antérieurs, le traitement général mercuriel aura une grande puissance sur cette affection, ressource que ne présente pas la thérapeutique lorsque la

maladie dépend de causes autres que le virus syphilitique.

Traitement. Le traitement général antisyphilitique doit être mis en première ligne, c'est surtout sur son action que l'on doit compter. Toutefois, selon les cas, le traitement local ne doit pas
être négligé. Ainsi, les frictions d'onguent mercuriel sur le testicule, l'application d'un emplâtre
de *Vigo cum mercurio,* l'emploi de pommades
fondantes résolutives, iodurées ; la teinture d'iode
tant à l'extérieur en topiques qu'administrée à
l'intérieur, ont souvent produit de bons résultats
et suffi pour ramener le testicule affecté à son état
normal.

Mais quand ces moyens ont échoué, que la maladie s'aggrave, qu'elle menace de s'étendre aux
cordons spermatiques et d'envahir l'abdomen, lorsqu'enfin il y a tendance à la suppuration, la seule
chance de succès, le seul moyen de guérison est
l'ablation du testicule.

CHAPITRE X.

ALOPÉCIE SYPHILITIQUE.

Cette affection qui paraît avoir été très commune au seizième siècle, au dire de Fracastor et de Falloppe, s'observe encore assez fréquemment aujourd'hui comme conséquence du chancre ; mais comme tant d'autres causes peuvent l'occasionner, il est quelquefois difficile de remonter à l'origine syphilitique.

La chute des cheveux, qui est plus commune que celle des poils des autres parties du corps, paraît avoir lieu surtout quand le cuir chevelu a été le siége d'une syphilide squammeuse, d'un impétigo, d'une inflammation érythémateuse.

Le vertex et les tempes sont les points qui paraissent le plus facilement se dépouiller.

On a longtemps attribué, et certains médecins attribuent encore aujourd'hui cette affection à l'abus du mercure.

Quoi qu'il en soit, il est certain que l'alopécie survient chez des individus qui n'ont jamais pris de mercuriaux.

Les hommes y paraissent plus sujets que les femmes, et chez eux l'alopécie est presque toujours partielle et par plaques.

Le pronostic n'a rien de bien grave. Si la racine a été tellement altérée par la lésion cutanée qu'elle soit détruite, les cheveux ne repousseront pas. Mais le plus souvent les cheveux reviennent comme avant leur chute, plus faibles d'abord, mais peu à peu ils prennent de la force.

Traitement. Le traitement consiste dans la médication générale d'abord ; puis, s'il y a de l'inflammation cutanée, il faut employer des applications émollientes, des bains, un régime sévère ; enfin certains topiques excitants. Dès que l'état du cuir chevelu le permet, on rase la tête, l'action directe du rasoir sur la peau réveillant puissamment la vitalité de cet organe. On répète cette petite manœuvre tous les trois ou quatre jours. En même temps, on fait sur le cuir chevelu des lotions savonneuses, des frictions avec une pommade au proto-ïodure de mercure et au quinquina, des embrocations avec l'huile de laurier ou de lavande, ou la teinture alcoolique, etc.

De l'Onglade syphilitique.

Les ongles, surtout ceux des orteils, deviennent quelquefois le siége d'une vive inflammation, et tombent à la suite d'une affection syphilitique. Mais cette complication, très douloureuse, car elle met le malade dans l'impossibilité complète de marcher ou de se servir de ses doigts, n'arrive que quand la matrice des ongles est devenue le siége d'une éruption papuleuse, comme nous l'avons déjà dit en parlant de cette dernière affection. Nous n'y revenons ici que pour la placer à son rang d'ordre, et pour bien déterminer que dans son traitement, il ne faut jamais recourir au moyen barbare d'arracher violemment les ongles. Le seul traitement à faire dans ce cas, c'est le traitement local que nous avons indiqué pour la papule muqueuse. Ce traitement réussit toujours bien.

CHAPITRE XI.

VÉGÉTATIONS.

Les végétations forment en quelque sorte le chapitre de transition entre les affections virulentes et celles qui ne le sont pas ; c'est le symptôme qui les relie ; il tient des deux affections, sans être propre à aucune d'elles. En effet, les végétations peuvent reconnaître pour point de départ le chancre ou bien une blennorrhagie, ou bien encore elles peuvent survenir à la suite d'une irritation locale produite par le frottement pendant l'acte du coït.

Il existe donc deux sortes de végétations, les végétations simples, pédiculées avec addition épigénique de tissus, le plus souvent produites par la blennorrhagie, la balanite, quelquefois même sans aucun antécédent vénérien ; et les végétations syphilitiques, condylômateuses, rarement pédiculées, qui ne sont qu'une hypertrophie des tissus sans addition épigénique, et qui ont toujours le chancre pour antécédent, puisqu'elles se développent le plus souvent à sa surface.

Il est très difficile, souvent même impossible de pouvoir distinguer à laquelle des deux causes appartiennent les végétations parce qu'elles peuvent être la conséquence de l'irritation locale du virus syphilitique ou du muco-pus blennorrhagique ou bien même naître spontanément.

Les végétations ne sont donc pas la preuve qu'un individu est syphilitique ou non, puisque les deux espèces peuvent souvent se confondre. On aura toutefois comme pierre de touche le traitement général, lorsque les végétations auront résisté à tout autre moyen de traitement. D'ailleurs, il existe presque toujours d'autres symptômes lorsqu'elles sont de nature syphilitique.

Symptômes. Essayons, par la description des symptômes, de donner quelques éclaircissements. Dans une végétation syphilitique, il y a simple hypertrophie des tissus; c'est la muqueuse du gland qui s'est épaissie; ou bien le chancre, dans une réparation vicieuse de sa base, soulève les tissus affectés. A l'anus, ce sont les plis rayonnés qui sont tuméfiés et soulevés par de la sérosité; ces divers symptômes ont reçu le nom générique de condylômes.

Nous appellerons au contraire végétations les excroissances dues à un tissu épigénique ayant leur vie propre. Elles sont les plus nombreuses de toutes.

Une fois les végétations nées, elles continuent à se développer par la vie des tissus épigéniques, bien que la cause qui leur ait donné naissance ait cessé.

Les végétations ont aussi reçu différents noms par rapport à leur forme : ainsi, on les appelle *frambesia*, à cause de leur ressemblance avec la framboise; *choux-fleurs,* si elles sont en grande quantité ; *crête-de-coq*, si elles ont une forme aplatie et dentelée. On peut encore les comparer aux champignons vénéneux dont elles ont aussi certaines formes ; elles se multiplient encore comme ce végétal dont elles rappellent plus ou moins l'odeur.

Les végétations peuvent siéger partout, mais le plus habituellement elles siégent sur les membranes muqueuses qui tapissent l'entrée des cavités, et aussi, partout où la peau se rapproche le plus de ces muqueuses par l'abondance des follicules sébacés et l'humidité qui la baigne. Ainsi, chez l'homme, elles occuperont le gland, le prépuce ; chez la femme, la vulve, le clitoris, le vagin, le col de l'utérus et sa cavité ; chez les deux sexes, on les rencontrera à l'anus, au périnée, dans le pli génito-crural, dans l'urèthre, surtout chez la femme, enfin à la base de la langue, aux voiles du palais, au larynx.

Marche. Au début, les végétations sont presque toutes les mêmes : Sur le point affecté se développe une petite saillie rouge granulée, sensible, et prenant plus tard la forme qui la fait dénommer. Leur nombre est très variable et peut devenir très considérable. Nous avons vu des végétations chez des femmes enceintes couvrir la partie interne des cuisses, les parties génitales, le pénil, et remplir le vagin.

Quand les végétations sont considérables, il n'est pas rare de leur voir donner une suppuration abondante et souvent fétide ; alors elles sont très sensibles et saignent facilement. Leur couleur est en général rouge ; quelquefois cependant, elles sont recouvertes d'une sorte de couche pâle et blanchâtre. Les végétations vasculaires, épigéniques ont une grande tendance à se propager et à reparaître quand on les a détruites. Leur marche est ordinairement subaiguë ; nées de l'irritation, elles sont entretenues et activées par toute irritation locale.

Terminaison. Les végétations peuvent se terminer, comme presque tous les produits accidentels par inflammation, ulcération ou gangrène. C'est l'inflammation qui fait naître les douleurs et les suppurations dont nous parlions tout à l'heure ; cette inflammation se dissipe d'elle-même sous l'influence des moyens appropriés, et les végétations se flétrissent, tombent, se résorbent, ou bien cette inflammation donne lieu à l'ulcération qui les détruit, mais laisse souvent à leur place des plaies difficiles à guérir. La gangrène, quand elle se borne à anéantir les végétations est avantageuse, mais elle doit faire craindre de trop grandes destructions et la formation d'ulcères. D'autres fois enfin, les végétations persistent, indolentes et sèches, et ne peuvent plus céder qu'à l'instrument tranchant.

Diagnostic. Il n'est pas difficile de reconnaître les végétations ; le plus difficile est de distinguer à quelle cause elles appartiennent.

On distinguera les épigéniques des condylômateuses, quand il n'y aura pas d'induration, que les tissus seront à l'état normal, enfin quand les individus n'auront point eu de chancres pour antécédents, et qu'il n'existera aucun autre symptôme douteux, mais comme toutes ces circonstances se rencontrent rarement, le diagnostic différentiel souvent incertain.

Pronostic. Les végétations épigéniques ne donnent aucune crainte comme infection générale ; elles présentent de la gravité seulement à cause de leur fréquent retour, car quand les membranes muqueuses ont pris l'habitude de végéter, il est très difficile de les en empêcher. Il est à craindre aussi qu'elles ne prennent un trop grand développement, ou qu'elles ne s'accompagnent d'autres phénomènes qui viennent les compliquer.

Le pronostic diffère pour les condylômes qu'on peut regarder avec raison comme un accident consécutif syphilitique, surtout quand ils s'accompagnent d'autres symptômes secondaires, et alors en réalité, ce sont ces autres symptômes qui entraînent la gravité du pronostic et du traitement.

Traitement. Les soins de propreté, le repos, l'éloignement de l'irritation locale ont quelquefois réussi pour faire tomber les végétations simples.

D'après ce que nous venons de dire sur la nature des végétations, il en ressort comme conséquence que l'on doit les attaquer d'abord par un traitement local. S'il y a de l'inflammation, on la combattra par les applications émollientes, les antiphlogistiques; il faut en un mot calmer les tissus, et chercher à prévenir toute irritation. S'il y a un phymosis, on dirigera contre lui les moyens appropriés. Mais il ne faut pas trop insister sur les antiphlogistiques, surtout quand ils donnent

de l'humidité aux parties, ce qui excite leur bour-
geonnement.

On a conseillé avec plus de succès les solutions
astringeantes, narcotiques, la boue d'opium brut ;
les solutions des sulfates de zinc, de cuivre, la
poudre de sabine, de cannelle, etc.

Les pommades mercurielles ont été fort employées, quoique plus infructueusement. Quand
les végétations sont bien vivaces, dans un lieu humide et à couvert, il vaut mieux recourir aux caustiques ; le feu était très employé autrefois ; aujourd'hui on préfère le nitrate acide de mercure,
la pâte de Vienne, celle de Cancoin, le beurre
d'antimoine, etc.

Une observation curieuse qui a été faite, c'est
que la végétation tend plus que les tissus sains à
s'emparer du caustique, à l'absorber. L'abus de
ces moyens donnant souvent lieu à des dégénéres-
cences d'apparence cancéreuse, a contribué à les
faire abandonner. Leur emploi est plus spécialement indiqué quand les végétations sont plates, non
pédiculées et de mauvais caractère.

De nos jours, M. Cullerier, cherchant bien
moins à détruire en masse les végétations qu'à en

favoriser la résolution graduelle, il les cautérisait superficiellement avec le nitrate d'argent.

Mais la meilleure médication, celle à laquelle il faut d'ailleurs recourir quand les autres moyens ont échoué, c'est d'enlever directement les végétations.

Chez les gens pusillanimes, on les lie avec de la soie ; chez les autres, on les excise avec l'instrument tranchant. On se sert ordinairement de ciseaux courbes sur le plat, quelquefois du bistouri quand les masses à enlever sont trop considérables.

Il est des cas dans lesquels le gland est tellement recouvert de végétations qu'il en est comme étouffé et qu'il s'atrophie ; il faut alors et malgré le mauvais aspect de la masse bourgeonnante disséquer avec patience le gland, le sculpter pour ainsi dire, et souvent on arrive à un beau résultat. Chez les femmes, quand les végétations siégent dans le vagin ou dans le col utérin, il faut se servir du spéculum.

Si la femme est enceinte, loin du terme de sa grossesse, il faut les enlever ; si le terme approche et que les végétations, par leur volume, dussent

14

gêner le passage de l'enfant, il faut encore les enlever, autrement on attend après l'accouchement.
On doit exciser non seulement les végétations,
mais encore le morceau de peau ou de muqueuse
sur lequel elles reposent, autrement ce serait leur
laisser une sorte de racine qui les reproduirait.
Après l'excision, que ne suit ordinairement aucun accident, il est bon de laisser saigner un peu
pour dégager les parties, puis on panse à plat avec
un peu de charpie, mais il est inutile et trop douloureux de cautériser après chaque coup de ciseaux comme le font quelques médecins. La cautérisation n'est vraiment utile que quand il reste
des parties de végétations, comme par exemple
après la ligature.

Il est indispensable de cautériser les végétations quand on a reconnu leur nature condylôma-
teuse, autrement on s'exposerait à avoir un ulcère
syphilitique dont on obtiendrait difficilement la
guérison.

Les traitements internes n'avancent en rien la
durée des végétations épigéniques ; nous les pros-
crivons ; nous recommanderons au contraire de
joindre le traitement général au traitement local,

quand on aura reconnu les condylômes, caractérisés du reste par la présence d'autres symptômes
syphylitiques, le traitement sera alors dirigé contre
l'affection générale dont les végétations ne seront
qu'une manifestation accidentelle.

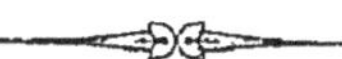

CHAPITRE XII.

DES ACCIDENTS TERTIAIRES.

Les différents accidents qui dérivent de l'affection syphilitique constituent, avons-nous dit à l'article des généralités, des différences bien tranchées, des affections tout à fait distinctes, qui réclament aussi pour chacune d'elle des traitements différents. En effet, le mercure, dont les effets sont si puissants pour la guérison des accidents secondaires, perd de sa spécificité à mesure que la maladie pénètre l'économie, et il devient presque nul, souvent même nuisible dans le traitement des affections tertiaires. C'est probablement pour n'avoir pas assez tenu compte de ce fait que la thérapeutique de ces dernières affections est restée si longtemps obscure et impuissante, certains mé decins continuant quand même l'administration de ce médicament.

Il est donc utile, pour éviter toute erreur de diagnostic, de rappeler en peu de mots les diffé- rences qui caractérisent les accidents tertiaires dss accidents secondaires.

Plus l'époque de la première infection est re- culée, plus la maladie pénètre en profondeur.

Dans l'affection qui nous occupe, la maladie se fixe principalement sur le tissu cellulaire, le tissu fibreux, le tissu osseux.

Les accidents tertiaires peuvent encore affecter la marche des scrofules, souvent même se confon- dre avec eux, car plus on s'éloigne de la cause première, plus le diagnostic est obscur et diffi- cile, et il semble qu'avec le temps s'efface le ca- ractère essentiel de la syphilis. Cependant, ce ca- ractère est encore bien reconnaissable dans cer- tains accidents tertiaires dont nous étudierons les principales formes.

Avant de passer à l'étude des symptômes particuliers qui constituent les affections tertiaires, indiquons la méthode générale de leur traitement.

Outre les moyens locaux de traitement dont on
dispose pour les cas particuliers, il fallait un médicament qui pût remplir pour les accidents tertiaires le même but que remplit le mercure pour
les accidents secondaires.

Les expériences que l'on a faites récemment sur
l'iodure de potassium semblent le placer dans
cette heureuse condition, et nous pensons que
c'est rendre un grand service à la science que d'en
recommander et d'en propager l'emploi.

Les douleurs ostéocopes, surtout si terribles
pour les malades avant qu'on ne fît usage de ce
médicament, cèdent bien sous l'influence de son
administration.

Un fait qui caractérise bien l'efficacité généralement reconnue de ce médicament, c'est que
l'iodure de potassium qui se vendait, avant
la vogue dont il jouit aujourd'hui, de vingt à
trente francs le demi-kilogramme, se vend au mo-

ment où j'écris de cent vingt francs à cent trente francs.

Pourtant l'iodure de potassium n'est point une panacée universelle, et si dans des cas bien précis et bien déterminés son action est vraiment merveilleuse, eu égard à l'effet produit par les autres médicaments employés jusqu'alors ; rien cependant ne peut justifier son usage en dehors de ces cas.

Toutefois, pour que son action soit marquée, il faut l'employer à des doses très élevées, comparativement aux doses employées jusqu'à ce jour.

Nous débutons par la quantité suivante, en augmentant ou en diminuant cette quantité suivant l'action du médicament et suivant l'idiosyncrasie de l'individu.

Sirop de Cuisinier   500 grammes.
Iodure de potassium   8 grammes.

A prendre une cuillerée à bouche matin, midi et soir dans un verre de décoction de houblon, de saponaire ou de gentiane.

Nous avons pu porter l'iodure de potassium

jusqu'à la dose de seize grammes dans la même quantité de sirop sans que les malades éprouvassent aucun accident.

L'iodure de potassium, administré à des doses variables et suivant les idiosyncrasies produit quelquefois de la salivation. Toutefois, nous n'avons jamais observé, comme pour le mercure, d'ulcérations aux gencives non plus qu'à la langue. Il suffit ordinairement de suspendre l'administration du médicament pour que la salivation cède bientôt d'elle-même sans réclamer de traitement. Si des accidents appartenant aux formes qui caractérisent les symptômes secondaires, se montrent en même temps que les accidents tertiaires, cela ne met pas obstacle à l'emploi du mercure concurremment avec l'iodure de potassium. Hâtons-nous d'ajouter que nous ne repoussons pas le mercure d'une manière absolue dans le traitement des affections qui font le sujet de ce chapitre, et qu'il peut encore, comme on le verra, rendre de grands services dans la cure de ces affections.

Tubercules profonds de la peau.

Ces tubercules, que l'on rencontre quelquefois mais rarement sur la langue, le col utérin, etc., simulant dans ces endroits des indurations squirrheuses ou carcinomateuses, affectent le plus ordinairement les ailes et le lobule du nez ; quelquefois encore le gland. C'est alors qu'il faut prendre garde de les confondre avec les tubercules muqueux plus superficiels.

Marche. La marche de ces tubercules est lente et sans douleurs. Les effets qu'ils manifestent sont les suivants : les tubercules, compliqués le plus ordinairement de scrofules ou d'affections dartreuses, herpétiques, déforment les parties sur lesquelles ils siégent, paraissent comme se fendre menu, en s'indurant de plus en plus, pour arriver plus tard à une sorte de ramollissement, lequel est bientôt suivi d'une ulcération difficile à comprimer, et qui finit par détruire les tissus envahis primitivement par l'induration.

Ces tubercules sont susceptibles de résolution

franche ou d'une sorte de résorption rapide. On les voit alors se ramollir, se flétrir; puis, sans s'ulcérer, ils finissent par dégénérer, sur la peau, en une espèce de croûte, pour ainsi dire cornée, laquelle, en tombant, laisse une tache le plus souvent déprimée.

Traitement. On doit combattre d'abord toutes les complications qui peuvent exister concurremment avec l'élément syphilitique, car celui-ci n'est jamais la cause unique de la production des tubercules du tissu cellulaire. Après avoir donc traité spécialement les scrofules, les dartres et autres affections concommittantes on aura recours au traitement général stipulé précédemment.

En cette occasion, le mercure combiné à la ciguë offre d'heureux résultats toutefois qu'on l'aide selon l'occurrence des agents thérapeutiques dont nous avons fait l'histoire ailleurs, et d'après les règles que nous avons établies.

L'emploi des émollients et des narcotiques est nécessaire toutes les fois qu'il y a de l'irritation. On aura donc recours en ce cas aux cataplasmes laudanisés, aux fomentations avec les décoctions de pavot, de ciguë, de morelle.

S'il y a inflammation, on appliquera sur les parties environnantes quelques sangsues que l'on placera à une certaine distance des points indurés. Et si les tubercules sont indolents, on répétera les pansements une ou deux fois par jour avec le miel de proto-iodure de mercure puis on les continuera aussi longtemps qu'ils ne produiront pas d'induration.

Si nonobstant ces efforts, la maladie persiste encore, on a recours à la cautérisation par le nitrate acide de mercure. Il faut, dans ce dernier cas, prendre garde de ne pas atteindre tout à coup trop profondément, afin d'éviter les réactions inflammatoires qui sont toujours extrêmement nuisibles.

On obtient souvent des guérisons assez rapides de cette pratique combinée avec le traitement général, particulièrement quand on s'y prend de bonne heure.

Les lotions chlorurées et le calomel, comme pour les tubercules muqueux, composent un pansement qui réussit souvent à la période ulcérative et quand il n'y a pas trop d'induration.

On doit rejeter la plupart des pommades ou on-

guents mercuriels comme nuisibles et comme irritant et amenant l'inflammation. Enfin, on n'ou-
bliera pas que tant que l'inflammation existe, le
traitement local doit être purement antiphlogisti-
que, quel que soit d'ailleurs actuellement le traitement interne indiqué et suivi.

Douleurs ostéocopes.

Les douleurs ostéocopes résultent du séjour prolongé du virus syphilitique dans l'économie ; ce
virus venant enfin à attaquer les os, ceux-ci deviennent le siége de douleurs et de tuméfactions
plus ou moins considérables.

Ces douleurs ne constituent pas, dit M. Ricord,
une maladie à part ; elles peuvent sans doute exister seules, continuer assez longtemps et disparaître ensuite, sans qu'on puisse trouver des altérations organiques dans les régions qu'elles ont
eues pour siége.

Symptômes. C'est surtout quand ces douleurs
se localisent, de vagues qu'elles étaient, qu'elles
forment les symptômes caractéristiques d'une pé-

riostite ou d'une ostéite. La nature de ces douleurs réside dans la difficulté qu'éprouvent à se distendre le périoste et la membrane médullaire.

Ces douleurs sont plus ordinairement nocturnes, et semblent disparaître le jour. Cependant, d'après le témoignage de M. Ricord, ce n'est pas là un caractère spécifique sans exceptions, car le contraire a fréquemment lieu, et d'autres affections étrangères à la syphilis peuvent présenter le même phénomène.

Traitement. Le praticien ne confondra pas d'abord des douleurs rhumatismales avec des douleurs ostéocopes, ou encore ces dernières avec certains gonflements articulaires que l'abus ou la mauvaise administration du mercure peut produire. Le traitement mercuriel agit ici plus efficacement que pour aucun autre accident tertiaire. Il est donc bien de débuter par ce traitement; toutefois, malgré l'administration, les douleurs ostéocopes persistent, se compliquent d'autres symptômes, et ne peuvent céder encore qu'à l'emploi de l'iodure de potassium.

Périostite.

Il arrive, mais assez rarement toutefois, que le périoste vient à s'enflammer, surtout quand les os ont été le siége de douleurs ostéocopes prolongées.

Le plus souvent, la périostite n'est que le prélude d'une maladie qui menace d'attaquer plus gravement la substance propre des os. Des tumeurs, quelquefois indolentes, mais assez souvent douloureuses au toucher se développent à la surface de l'os, et présentent une sorte d'empâtement mobile; d'autrefois, une véritable fluctuation.

La périoste peut se terminer comme toutes les inflammations ; mais quand la suppuration a lieu on trouve l'os dénudé, heureux si les os ne présentent pas déjà un commencement de nécrose.

Traitement. Les préparations d'iodes, tant à l'extérieur qu'à l'intérieur, suffisent souvent pour obtenir la résolution de certaines périostites, comme aussi l'application d'un emplâtre de Vigo *cum mercurio*, la compression, etc.

Quand ces divers moyens ont échoué, c'est alors, comme pour le traitement des bubons, qu'on emploiera avec avantage les applications de vésicatoires souvent répétés.

Si la suppuration a lieu quand même, il faut donner issue au pus, et agir comme pour le traitement d'un abcès ordinaire.

Ostéite.

L'ostéite n'est souvent que la conséquence de la périostite. En effet, c'est l'inflammation qui, au lieu de se borner au périoste, a envahi toute l'épaisseur de l'os. La syphilis est dans tous les cas la cause principale de l'ostéite ; des causes autres que la syphilis pouvant cependant y donner lieu.

Cette affection a été attribuée par beaucoup d'auteurs à l'abus du mercure et à son administration pour des affections qui ne le reclamaient pas. Nous croyons avec M. Ricord que le mercure seul ne peut produire de semblables accidents. L'expérience prouve en effet que les exostoses sont toujours la conséquence du chancre, et qu'avant leur apparition, des symptômes secondaires se sont manifestés sur les individus atteints d'ostéite.

Ici, comme dans toutes les affections syphilitiques, les idiosyncrasies de l'individu contribuent surtout à développer cette affection.

Siége. Les os superficiels, tels que le tibia, les clavicules, le cubitus, le radius, les os du crâne. ceux du métacarpe et du métatarse sont le siége le plus ordinaire des exostose.

Symptôme. Marche. Terminaison. L'ostéite affecte souvent une forme subaiguë, et ne se trahit au dehors que par le gonflement auquel elle donne lieu. Ce gonflement offre souvent des aspérités à sa surface, aspérités provenant du suc osseux, et ressemblant plus ou moins au cal d'une fracture.

L'ostéite se termine souvent par la carie, ou bien par la nécrose, quelquefois par induration, ce qui constitue, dans ce dernier cas, l'exostose éburnée.

Traitement. C'est surtout dans le cas d'ostéite que l'emploi répété du vésicatoire fournit des résultats que ne donne aucune autre médication. Le traitement intérieur a pour effet principal de faire cesser les douleurs qui accompagnent presque toujours cette affection ; on doit le continuer aussi longtemps que persiste la douleur.

Quand la carie ou la nécrose de l'os a lieu nonobstant l'application ponctuelle du traitement indiqué, ou par le fait d'un recours tardif au médecin, c'est au traitement de ces deux affections, indiqué dans tous les ouvrages de chirurgie, traitement qu'il serait trop long de détailler ici, que nous renvoyons tout naturellement le praticien.

Tumeurs gommeuses.

Ce sont des espèces de furoncles chroniques siégeant dans le tissu cellulaire sous-cutanné ou sous muqueux, et qui ne se montrent que fort tard après l'accident primitif.

Une constitution profondément altérée produit d'ordinaire les tumeurs gommeuses. Rarement isolées, toujours en assez grand nombre, et siégeant

en différentes parties du corps à la fois, ces tubercules, qui adhèrent à la peau par une sorte de pé-
dicule, débutent par une petite tumeur à peine
sensible, dure et mobile. Leur développement est
sans douleur et fort lent. Elles atteignent en cinq
ou six mois le volume d'une noisette ou d'une petite noix. La peau devient d'un rouge brun vio-
lacé, se perfore d'une ou de plusieurs ouvertures
qui laissent échapper un pus ichoreux entraînant
des débris organiques. Bientôt succèdent des ulcérations avec décollement et amincissement de la
peau, et si aucune autre condition n'entretient les
ulcères, ceux-ci marchent à la réparation et produisent une cicatrice tout à fait analogue aux brû-
lures profondes.

Les tubercules profonds se trouvent sur toutes
les parties du corps; le plus souvent les tumeurs
gommeuses naissent l'une après l'autre et durent
de la sorte des mois, des années entières, quel que
soit le traitement employé. Tantôt on les rencontre
éloignées les unes des autres, tantôt à l'état d'ag-
glomération.

Traitement. On doit se proposer de reconforter
la constitution par tous les moyens possibles, en

ne perdant pas de vue que l'on a affaire ici à une maladie longue et grave. Le traitement le plus rationnel est de détruire à leur début ces tubercules lorsqu'ils sont, comme il arrive dans une foule de circonstances, le seul symptôme qui reste aux malades, et dont toute la gravité ne dépend que de leur fonte purulente.

Les cataplasmes émollients avancent souvent cette suppuration, et diminuent beaucoup les douleurs produites par l'inflammation. La cicatrisation se fait en mettant ces ulcères à l'abri du contact de l'air, et en les recouvrant de sparadraph de Vigo. Mais ici, comme dans toutes les affections précédentes, le traitement à l'iodure de potassium est celui qui contribuera le plus efficacement à ramener la constitution à son état normal, et par conséquent à hâter la guérison de ces tubercules.

Rupia ou syphilis ulcéreuses.

Lorsque les tubercules profonds du tissu cellulaire gagnent en largeur au lieu de s'étendre en profondeur, ils finissent par s'unir les uns aux autres et constituent ainsi de larges ulcérations siégeant sur toutes les parties du corps.

Cette affection, qui n'est qu'une variété de la précédente, réclame le même traitement général, sauf les indications particulières pour le traitement local, indications qu'on peut résumer en pansements faits avec les toniques en général.

FIN DE LA PREMIÈRE PARTIE.

—

MALADIES SYPHILOIDES

ou

PSEUDO-SYPHILIS.

Après avoir traité des affections virulentes, que
nous avons désignées sous le nom de syphilitiques, et sommairement des subdivisions auxquelles elles donnent lieu : après en avoir traité
surtout sous le rapport pratique, c'est-à-dire de

manière à ce que le médecin puisse y rencontrer toutes les indications thérapeutiques qui lui sont nécessaires ; nous allons entreprendre de traiter dans le même esprit des affections non virulentes, que nous avons désignées dans notre tableau sous le nom d'affections syphiloïdes ou pseudo-syphilis.

Ce qu'il importe de rappeler ici, c'est que ces deux sortes d'affections bien tranchées ont entre elles plusieurs points de contact qui les ont fait confondre fort souvent par la plupart des médecins qui ont écrit sur les maladies qui font l'objet de cet écrit.

Il s'agissait donc pour nous, comme on voit, de trouver le lien de ces diverses affections , et en même temps d'en faire connaître les transitions.

Il s'agissait en outre, et l'on nous permettra d'insister sur ce point, quoique nous en ayons déjà parlé en tête de notre première partie, il s'agissait d'établir une classification, sans doute implicitement adoptée par la science, mais qui du moins n'avait été ni dressée, ni publiée jusqu'à ce jour.

Nous croyons être le premier qui ayons suivi cette voie. Puisse-t-elle devenir le point de départ d'investigations plus profondes de la part d'autres écrivains laborieux et savants se proposant d'écrire de nouveau sur les maladies vénériennes.

CHAPITRE PREMIER.

DE LA BLENNORRHAGIE

CHEZ L'HOMME.

Définition. L'écoulement d'un muco-pus par l'urètre variant du blanc, du jaune au vert très foncé, a porté à diverses époques des noms différents ; ainsi, les anciens l'appelaient gonorrhée, de *gonos* semence, et de *reó* je coule. Cette étymologie démontre que la véritable nature de cette affection était méconnue ; puis elle a porté successivement les noms de *blennorrhée* et de *blennor-*

rhagie, bien que cette dernière dénomination ne soit pas meilleure que les autres, nous nous conformons à l'usage en la conservant.

Causes. Toute cause susceptible d'enflammer la membrane muqueuse de l'urètre peut produire la blennhorragie.

La jeunesse est plus sujette à cette affection que la vieillesse ; les petites filles que les petits garçons ; et enfin, les femmes que les hommes ; en un mot, tous les individus à tempérament mou, lymphatique, scrofuleux, sont particulièrement prédisposés à cette affection.

Un usage immodéré de la bière peut spontanément faire développer la blennorrhagie ; mais ces cas sont très rares dans nos climats.

Le défaut de propreté, l'équitation surtout chez les femmes favorisent son développement.

La masturbation la produit souvent chez les jeunes filles, plus rarement chez les jeunes garçons.

La présence de calculs dans la vessie et surtout dans l'urètre, les rétrécissements de ce canal ont produit la blennorrhagie.

De toutes ces différentes causes la plus fréquente est le contact immédiat sur les muqueuses du muco-pus blennorrhagique par le rapprochement des sexes ; et il est vrai de dire que le muco-pus blennorrhagique semble autant différer des autres causes qui peuvent produire la blennorrhagie qu'il diffère lui-même du pus du chancre ordinaire.

Quelques auteurs n'admettent que la blennorrhagie qui a pour cause une autre blennorrhagie. Pour nous, ces auteurs sont évidemment dans l'erreur, puisqu'un écoulement développé par une tout autre cause peut produire la blennorrhagie. Les irritants chimiques, le pus d'un vésicatoire, le pus d'un chancre, agissant comme irritants, peuvent aussi la produire, mais jamais la blennorrhagie, à moins qu'elle ne soit inoculable, et dans ce cas due à la présence d'un chancre dans l'urètre ne pourra produire le chancre.

On voit encore fréquemment la blennorrhagie se développer chez les hommes qui ont eu commerce avec les femmes pendant, avant ou immédiatement après l'écoulement menstruel, ou affectées de leucorrhée.

Siége. Toutes les muqueuses sont susceptibles

d'être affectées de la blennorrhagie, soumises à
cette loi générale qui veut que toute membrane
muqueuse enflammée secrète. La blennorrhagie
affecte donc différentes parties, suivant qu'elle a
son siége chez l'homme ou chez la femme. Chez
l'homme, dont nous nous occupons présentement
la blennorrhagie a pour siége toute l'étendue du
canal de l'urètre.

Marche. Lorsqu'une blennorrhagie a pour cause
une blennorrhagie, il s'écoule toujours un certain
temps avant l'établissement du flux muqueux.
C'est l'évolution ordinaire de toute maladie et non
une véritable incubation. Plus l'écoulement est
puriforme, plus le tissu cellulaire sous-jacent est
affecté, plus l'inflammation est intense, plus l'é-
coulement est sanieux, et ce n'est pas un indice
que le rapprochement a eu lieu pendant les règles.
Les différentes odeurs du muco-pus n'offrent rien
non plus de particulier.

La blennorrhagie est souvent aiguë à son début, mais elle peut être chronique, ou pour mieux
dire ne pas causer de douleur, ce qui arrive lorsqu'elle n'affecte qu'une petite étendue de tissus.
Plus on la contracte plus on est sujet à la con-

tracter et moins elle est douloureuse, l'inflammation étant en raison inverse de la fréquence, de la
répétition des écoulements.

Prodrômes symptômatiques. La blennorrhagie
se développe ordinairement du troisième au huitième jour après le coït.

On a cependant observé des écoulements survenus quarante-huit et même vingt-quatre heures
après que les rapprochements sexuels avaient
eus lieu.

A une époque plus ou moins éloignée du coït
infectant, le malade éprouve des titillations dans
l'urètre; il ressent aussi la sensation d'une semi-
volupté en urinant. Mais bientôt cette sensation
agréable disparaît pour faire place à des douleurs
sourdes qui se font sentir plus particulièrement
dans la région du gland. Les érections deviennent
fréquentes et douloureuses ; les malades croient,
disent-ils, *pisser des épingles ou des lames de rasoir ;* la sécrétion des muqueuses, d'abord claire
et limpide, semblable à celle qui précède ordinairement l'émission de la semence, devient
bientôt puriforme , et quelquefois si épaisse
qu'elle tend à faire croûte et à coller les deux

lèvres du méat urinaire. Alors l'irritation locale cause, comme nous l'avons déjà dit, des érections fréquentes sans désir du coït, érections qui se montrent surtout pendant la nuit, quand la vessie est pleine d'urine.

C'est alors que l'urètre, qui a perdu de son élasticité, ne peut plus égaler la longueur des corps caverneux, et il existe ce que les malades désignent ordinairement sous le nom de *chaude pisse cordée*, et d'autant plus prononcée que l'inflammation est plus grande.

C'est alors que les malades éprouvent des crampes, des tiraillements, des pesanteurs dans la région des lombes, particulièrement au périnée et dans la région inguinale au point que la défécation peut être rendue très douloureuse.

Tous ces symptômes sont souvent accompagnés d'un mouvement fébrile très prononcé.

Mode de contagion. Certains auteurs anciens et quelques modernes avaient émis la théorie que l'absorption du pus se faisait par le gland, et qu'en filtrant, il allait ensuite s'établir sur l'urètre. Cette théorie n'est guère admissible, car tous les individus qui ont des balanites n'ont pas de blennorrhagie, et tous ceux qui sont atteints de blennorrhagie n'ont pas de balanites.

L'opinion généralement accréditée et celle du côté de laquelle nous nous rangeons, est que le pus vient s'appliquer sur le tissu de l'urètre au moyen du méat urinaire ; alors la maladie se développe d'avant en arrière.

Les anciens croyaient encore que l'infection avait lieu lors de l'éjaculation par la formation du vide.

Cette opinion est erronnée, puisqu'on a remarqué que l'infection avait plus souvent lieu lorsqu'il n'y a pas d'éjaculation. En effet, dans ce cas, l'éjaculation, agissant comme injection qui serait faite d'arrière en avant, nettoie le canal des impuretés qui pourraient s'y introduire.

Durée. La durée de la blennorrhagie n'a rien de fixe ; un écoulement peut durer seulement quelques jours, quelques semaines, plusieurs mois et même plusieurs années.

J'ai vu des malades atteints d'écoulements qui duraient depuis plus de dix ans.

En un mot, on sait quand une blennorrhagie commence, mais on est toujours dans le doute sur l'époque de sa terminaison. On voit aussi fréquemment la blennorrhagie cesser pour un certain temps, puis reparaître ensuite soit à l'occasion d'un excitant quelconque, souvent sans cause appréciable.

On appelle *chaude pisse à répétition* celle qui présente à plusieurs reprises ces alternatives de disparition et de retour ; mais les malades se trompent souvent et attribuent au retour d'une ancienne maladie ce qui n'est que le résultat d'une nouvelle affection.

Terminaison. La blennorrhagie peut se terminer, comme toutes les inflammations, par résolution ou délitescence ; mais le terme le plus ordinaire c'est la suppuration.

Quand la blennorrhagie passe à l'état chronique (blennorrhée), elle peut produire des engorgements, des hypertrophies de tissu, comme toute autre affection inflammatoire.

Diagnostic différentiel. L'inspection suffit dans ce cas, comme pour le chancre, pour faire reconnaître la maladie ; tout le diagnostic consiste à découvrir la cause qui l'a fait naître. Le diagnostic ne porte donc que sur ce point et ne pourra être qu'un diagnostic différentiel.

On a admis deux espèces de blennorrhagies, la blennorrhagie bénigne et la blennorrhagie maligne.

L'inoculation dans ce cas ne fournit aucun résultat, le plus ou le moins d'intensité des douleurs fait toute la différence.

Les auteurs qui ont écrit sur la matière ont presque tous répété jusqu'ici, et en particulier les auteurs de l'article *Blennorrhagie*, du *Dictionnaire en 15 volumes*, qu'il était impossible de reconnaître la blennorrhagie virulente de celle qui ne l'était pas, du reste qu'on n'avait aucun moyen pour la reconnaître.

Nous répondrons que l'inoculation lève toute difficulté. La seule affection avec laquelle la blennorrhagie puisse quelquefois se confondre est la balanite lorsqu'il existe phymosis complet.

Pronostic. Le pronostic de la blennorrhagie n'est pas grave ordinairement. Cependant la terminaison d'un écoulement peut longtemps se faire attendre suivant différentes circonstances. Des

traitements mal dirigés, le siége de la blennorrhagie dans telle ou telle partie de l'urètre peuvent retarder sa guérison : par exemple la partie
antérieure et spongieuse du canal de l'urètre guérit plus promptement que la partie membraneuse
et que la région du bulbe.

Traitement. Il existe plusieurs modes de traitement selon les différentes périodes de la maladie.

Si la maladie par exemple n'est qu'au deuxième
ou au troisième jour de son apparition, il faut essayer par tous les moyens possibles de la faire
avorter, pourvu toutefois que la période inflammatoire ne soit pas encore établie.

Le cubèbe à haute dose, vingt-quatre grammes
par jour, concurremment employé avec les injections au nitrate d'argent cristallisé ont souvent
produit de bons résultats. Mais si par leur action
combinée on ne parvient pas à tarir complètement
la blennorrhagie, et que la période aiguë s'éta-
blisse, il faut alors cesser toute autre médication,
et avoir recours aux antiphlogistiques. Ainsi, on
ordonne une application de sangsues au périnée,

au nombre de vingt-cinq à trente, selon la force du sujet.

On pratiquera encore quelques vantouses scarifiées aux lombes. S'il y a de la fièvre, on pratiquera une saignée du bras, et on prescrira les grands bains souvent répétés et les boissons délayantes à haute dose. On recommandera le repos absolu, un régime sévère. On veillera avec soin à entretenir la liberté du ventre ; on recommandera surtout l'usage d'un suspensoir ; cette condition est de rigueur pour éviter les épididymites.

Tous ces moyens devront être continués pendant une huitaine de jours.

Sous l'influence de cette médication, la période aiguë décroît ; peu à peu les douleurs, dans l'émission des urines, cessent ; les érections ne sont plus douloureuses ; il faut alors revenir au traitement abortif. Le copahu, le cubèbe, les balsamiques en général produisent souvent des effets merveilleux. Mais il ne faut pas toujours et quand même compter sur la réussite de leur administration.

Dans la majorité des cas, joints aux injections ils réussissent ordinairement ; mais ici nous devons avouer notre impuissance, car on est souvent obligé de tâtonner, d'employer tour à tour les sortes d'injections que nous indiquons plus bas : telle injection qui réussit chez l'un produira des effets tout à fait nuls chez un autre, et il est vrai de dire qu'il n'existe pas pour la blennorrhagie un spécifique certain comme le quinquina pour les fièvres intermittentes et le mercure pour les accidents secondaires de la syphilis.

Mode d'administration. On doit, comme nous l'avons déjà dit, commencer le traitement anti-blennorrhagique au déclin de la période aiguë, et ne jamais donner le temps à l'état chronique de s'établir. Il faut éloigner du malade toute cause morale ou physique qui peut produire les érections ; elles compliquent la maladie. Le camphre est regardé comme un des meilleurs moyens pour les prévenir ; on se trouve bien aussi de quelques cuillerées de sirop de Nimphea pris le soir en se couchant, ainsi que de l'application de compresses imbibées d'eau froide sur les parties génitales.

Nous avons déjà dit qu'un des meilleurs antiblennorrhagiques était le copahu administré à l'intérieur; voyons quelle est son action.

Le copahu agit de deux manières : premièrement sur le tube intestinal, comme dérivatif, en procurant des selles abondantes; secondement, sur les voies urinaires.

Ce que l'on doit désirer produire c'est un effet sur les voies urinaires, car le copahu n'agit spécialement que sur la blennorrhagie urétrale de l'homme et de la femme. Administré en lavements, il est peu efficace; la plus grande difficulté est donc de le faire supporter au malade, car il produit souvent des nausées et même des vomissements.

Le copahu produit souvent aussi des éruptions cutanées qui ont la plus grande ressemblance avec la rougeole, la scarlatine, l'urticaire, l'herpès phlicténoïde exémateuse, éruption qu'il faut bien se garder de confondre avec une éruption cutanée syphilitique; du reste, il n'en existe pas de semblable.

Peut-être dira-t-on que les malades affectés pouvaient antérieurement avoir été exposés à la contagion de l'un de ces exanthèmes; nous pensons le contraire ; mais dans tous les cas c'est une question que le temps et une observation plus rigoureuse pourront seuls juger.

Cette complication, toujours de mauvais augure, se remarque surtout pendant les temps de chaleur, et il faut avoir soin de suspendre toute médication pendant l'apparition de semblables accidents.

La dose de copahu que l'on doit administrer dans les vingt-quatre heures doit être assez forte ; on peut varier cette dose selon les tempéraments de quinze, vingt à trente grammes.

Tous les formulaires regorgent d'une quantité de préparations de copahu ; chaque médecin a sa formule particulière ; je ne sache pas de substance médicamenteuse qu'on n'ait pour ainsi dire autant torturée que celle-ci.

Le mauvais goût et la mauvaise odeur de ce médicament ont nécessairement dû porter les médecins et pharmaciens à en agir ainsi ; mais l'expérience prouve que plus on retire l'odeur et le goût du copahu, plus on en affaiblit la propriété.

Pour nous, ce qu'il nous importe avant tout, c'est que le médicament agisse.

Voici la formule que nous employons et qui nous réussit bien.

Résine de copahu	}	a a 32 grammes.
Poivre de cubèbe en poudre	}	
Extrait de Ratanhia		4 grammes.
Thridace		2 grammes.

M. p. 100 P. à pr. 4 matin, midi, soir.

Nous allons maintenant donner, en les classant par ordre d'efficacité les formules des injections que nous employons concurremment avec le cubèbe et le copahu, ou isolément lorsque la blennorrhagie date déjà depuis un certain temps.

Injections.

Eau distillée	250 grammes.
Sulfate de quinine	4 grammes.

Faites diss. d. Q. S. d'acide sulfurique.

Autre.

Eau distillée de rose	250 grammes.
Sulfate de zinc	3 grammes

M. S. A.

Autre.

Eau distillée	250 grammes.
Nitrate d'argent cristallisé	10 centigr.

M. S. A.

Autre.

Eau distillée	200 grammes.
Protoïodure de fer	20 centigr.

M. S. A.

Autre.

Eau distillée	250 grammes.
Sulfate d'alumine et de potasse	4 grammes.
Laudanum Sydenham	1 gramme.

M. S. A.

Autre.

Eau distillée de rose	200 grammes.
Sous-acétate de plomb	4 grammes.

M. S. A.

Autre.

Eau distillée	
Vin du midi	a a 125 grammes.
Tannin pur	1 gramme.
Laudanum Sydenham	50 centigr.

Cette dernière injection n'est pas la moins efficace, mais nous ne l'employons que rarement et lorsque les autres injections nous ont fait défaut, le tannin produisant quelquefois des irritations du col de la vessie, lesquelles viennent compliquer la maladie en même temps que retarder la guérison.

Pendant toute la durée de cette médication, il faut bien recommander aux malades de cesser les boissons délayantes, les tisanes ; de ne point prendre de bains, ni boire de bière. Il faut aussi, dans l'été, leur recommander de ne pas manger d'asperges ; toutes ces conditions doivent être rigoureusement exécutées.

M. Ricord a eu l'idée de tarir les écoulements à l'aide de la cautérisation pratiquée avec le porte-caustique Lallemand.

Nous ne conseillons pas cette méthode parce qu'elle a l'inconvénient de produire une vive inflammation du canal et des hématuries qui font horriblement souffrir le malade.

Le même chirurgien a essayé de guérir les écoulements chroniques en isolant les muqueuses. Il se sert pour cela d'une mèche de linge fin effilé sur les bords qu'il introduit dans le canal au moyen d'une sonde. Ce moyen est peu efficace ; cependant il peut quelquefois réussir lorsque les écoulements sont très anciens et peu abondants. Toutefois, dans les mêmes circonstances, nous préférons employer la formule suivante :

Sirop de Tolu	250 grammes.
Sous carbonate de fer	
Extrait de Ratanhia	a a 2 grammes.

à prendre une cuillerée à bouche matin, midi et soir.

CHAPITRE II.

DE LA BALANITE, POSTHITE,

(Chaude pisse bâtarde.)

Définition. L'expression *balanite* est dérivée du grec *balanos*, qui signifie *gland;* c'est l'inflammation de la membrane interne du prépuce et de la surface du gland, suivie d'un écoulement abondant offrant tous les caractères du muco-pus blennorrhagique.

Causes. Les causes prédisposantes de la balanite sont les diverses espèces de phymosis, et l'excessive longueur du prépuce.

Les causes déterminantes sont : la constriction, qui a lieu dans le coït, surtout lorsqu'il y a disproportion des organes ; la masturbation, l'application de substances irritantes, les violences extérieures, le frottement longtemps prolongé.

Plusieurs auteurs disent que la balanite peut naître spontanément par l'accumulation du smegma autour du gland. Je ne crois pas que le smegma puisse se corrompre ni produire aucune espèce de maladies vénériennes.

J'ai déjà cité l'exemple d'un jeune homme âgé de vingt ans, qui, imbu d'idées religieuses, n'avait jamais découvert avant cet âge, et chez lequel le smegma, accumulée par couches stratifiées, avait formé une véritable cuirasse qui l'eût garanti d'une infection vénérienne loin de la produire. Du reste, je n'ai jamais vu de sujets chez lesquels l'orifice du prépuce était fort étroit, qui par conséquent ne pouvaient pas enlever cette matière cébacée, avoir des balanites sans s'être préalablement livré au coït, ce qui explique pourquoi les adultes y sont plus sujets que les petits garçons.

Symptômes. La balanite s'annonce ordinairement par de la démangeaison entre le prépuce et le gland, démangeaison qui devient bientôt intolérable, si l'inflammation est intense. Cette démangeaison est suivie d'un écoulement muco-purulent plus ou moins abondant. Les ganglions de l'aine peuvent quelquefois se tuméfier. Toutefois, nous n'avons jamais remarqué l'engorgement de l'épididyme, et nous ne pensons pas que la balanite puisse y donner lieu. Le phymosis est la complication la plus grave puisqu'il nécessite quelquefois des moyens particuliers de traitement, la circoncision par exemple, surtout si l'extrémité du prépuce vient à s'indurer.

Lorsque le phymosis n'est pas trop intense et qu'on peut découvrir le gland, on aperçoit celui-ci dépouillé d'une partie de l'épithélium qui le recouvre; il existe de la rougeur, de la tuméfaction; les mêmes lésions se remarquent aussi sur la face interne du prépuce.

En un mot, cette maladie nous offre une parfaite analogie de ce qui a lieu dans la blennorrhagie urétrale.

17

Marche et Durée. La marche de cette affection est aiguë ; il est très rare de la voir passer à l'état chronique. Il suffit ordinairement de six ou huit jours pour la guérison.

Diagnostic. Quoi qu'en aient dit beaucoup d'auteurs, le diagnostic de la balanite est toujours difficile lorsqu'il existe un phymosis ; dans le cas contraire, il est assez facile de reconnaître cette affection qu'on peut cependant confondre avec la blennorrhagie.

Pronostic. La balanite ne présente de gravité que par sa fréquence et ses récidives. Il est des individus qui ne peuvent se livrer au coït sans en être atteints, et qui ne peuvent s'en débarrasser complètement que par l'opération de la circonci-sion.

Traitement. Quand l'inflammation est peu in-tense, les simples soins de propreté et le repos suf-fisent quelquefois pour faire disparaître cette ma-ladie ; mais dans le plus grand nombre des cas elle réclame un traitement plus énergique.

Jusqu'à présent, la plupart des auteurs ont conseillé les émollients pour le traitement de la balanite ; l'observation et l'expérience nous ont

démontré que cette médication est non seulement
inefficace, mais encore tout à fait contraire. En
effet, les lotions émollientes d'eau de guimauve
ou autres, ne font que ramollir les muqueuses et
entretenir la suppuration. Nous repoussons également les bains locaux quels qu'ils soient, qui,
par l'afflux sanguin qu'ils produisent dans la verge
augmentent l'inflammation et viennent ainsi compliquer la maladie.

Lorsque le gland peut être mis à découvert, la
méthode qui réussit le mieux consiste à passer le
nitrate d'argent sur toutes les surfaces malades,
de manière à ne produire qu'une cautérisation superficielle. En même temps, nous faisons placer
entre le gland et le prépuce afin d'isoler les muqueuses un morceau de linge sec et fin qu'il faut
renouveler deux ou trois fois par jour, en ayant
soin, chaque fois, de faire pratiquer une lotion
astringente.

Une solution concentrée de sous-acétate de
plomb est celle à laquelle nous donnons la préférence.

« Dans le cas de phymosis, l'action du ni-
» trate d'argent est tellement efficace, dit M. Ri-

» cord, qu'aujourd'hui la première chose à faire
» dans le traitement de la balanite c'est de prati-
» quer la cautérisation superficielle en introdui-
» sant un crayon de ce caustique entre le gland
» et le prépuce dont on parcourt la circonférence
» avec rapidité.

» On peut affirmer que de tous les résolutifs
» c'est le plus puissant, et qu'il n'est pas rare
» qu'une seule application suffise et amène dans
» vingt-quatre ou quarante-huit heures la possi-
» bilité de découvrir le gland, ou au moins une
» résolution bien plus prompte que par toute au-
» tre médication. »

Le mercure, ainsi que les antiblennorrhagiques, sont, dans le cas de balanite, plutôt nuisibles qu'utiles : il ne modifient en rien la maladie.

CHAPITRE III.

—

DE LA BLENNORRHAGIE

CHEZ LA FEMME.

Définition. La blennorrhagie chez la femme consiste dans l'inflammation des muqueuses génito-urinaires, et spécialement caractérisée par l'écoulement d'un muco-pus d'un aspect purulent.

Toutes les muqueuses génitales peuvent être affectées en masse ou isolément.

Nous diviserons d'après cela la blennorrhagie chez la femme en vulvite, urétrite, vaginite et en blennorrhagie utérine.

Remarquons ici que l'urètre est toujours affecté lorsque la blennorrhagie reconnaît pour cause un coït impur.

Causes. Les causes sont les mêmes que celles qui produisent la blennorrhagie chez l'homme. On peut donc dire en thèse général que tout ce qui peut produire une irritation soit directe soit indirecte sur les organes de la génération peut faire naître la blennorrhagie chez la femme. Cependant il faut toujours placer en première ligne les rapports sexuels avec des personnes déjà affectées.

Invasion. C'est ordinairement du troisième au huitième jour que la maladie se déclare. En effet, si la muqueuse est à l'état normal elle ne peut immédiatement sécréter un muco-purulent. Pour cela, il faut qu'elle subisse le travail préliminaire de l'inflammation. C'est ainsi que la maladie fait son invasion, sans qu'il soit nécessaire pour cela d'admettre l'absorption dans toute l'économie d'un virus qui reviendrait justement au point où il aurait été primitivement déposé. C'est donc un travail tout local, comme l'atteste le prurit, les démangeaisons qui se manifestent aux parties génitales, longtemps même avant l'apparition de l'écoulement. Ce travail local ne constitue donc pas l'incubation dans le sens propre de ce mot.

Blennorrhagie vulvaire. Dans le début, il y a tension des organes, prurit, et désirs vénériens qui se changent bientôt en cuissons intolérables. La muqueuse rougit, se tuméfie et se dessèche, la suppuration s'établit, surtout à la partie antérieure de l'anneau vulvaire qu'elle tend quelquefois à obstruer; la sécrétion vient tacher irrégulièrement et par plaques la partie postérieure de la chemise de la malade. Il arrive souvent que les grandes lèvres sont tellement tuméfiées que les petites lèvres ou nymphes se trouvent fortement comprimées et menacées de gangrène. D'autres fois, celles-ci acquièrent tellement de développement qu'elles constituent un véritable phymosis. On peut alors en faire la résection au niveau des grandes lèvres, et l'hémorrhagie qui s'ensuit procure beaucoup de soulagement à la malade. Il arrive souvent que des abcès se déclarent dans l'épaisseur des grandes lèvres, surtout lorsque la maladie est due à une cause mécanique quelconque, telle que l'abus du coït, ou lorsqu'il y a disproportion entre les organes. Enfin le coït est très douloureux, même impossible ; il y a chaleur et douleur dans l'émission des urines, et la marche est pénible.

Blennorrhagie urétrale. La blennorrhagie urétrale peut exister seule ; cependant cela est rare ; mais elle a toujours pour antécédent, comme nous l'avons déjà dit, un coït impur. Les malades éprouvent des douleurs vives en urinant, de la dysurie, des rétrécissements spasmodiques qui quelquefois nécessitent le catéthérisme ; enfin, elle produit souvent les bubons sympathiques. Pour la reconnaître, il faut introduire le doigt indicateur dans le vagin ; sa pulpe tournée du côté de la symphise du pubis est ramenée ensuite d'arrière en avant en pressant sur le canal. De cette manière, on fait sortir par le méat urinaire une goutte de muco-pus, pourvu toutefois qu'il y ait longtemps que la malade ait uriné.

Blennorrhagie vaginale. La blennorrhagie vaginale présente des douleurs lombaires, de l'excitation des organes, des envies fréquentes d'uriner,
souvent apparition des règles dans un temps inac-
coutumé, la défécation devient douloureuse. Enfin, il s'établit un écoulement, muqueux d'abord,
puis blanc, jaune ou vert, variant selon l'intensité de l'inflammation.

Cependant les douleurs peuvent ne pas exister
même dans le coït, surtout si la partie externe, la
vulve n'est pas affectée. Il est donc urgent pour
reconnaître cette affection d'explorer les parties
malades avec le plus grand soin, ce qu'on ne peut
faire qu'à l'aide du spéculum qui vous révèle si
l'écoulement n'est pas dû à des érosions du col de
l'utérus, sorte de balanite, ou bien s'il ne pro-
vient pas de l'extérieur de l'utérus lui-même.

Souvent aussi une sécrétion abondante peut
rester comme emprisonnée dans le fond du vagin,
soit qu'elle soit retenue par l'étroitesse de l'anneau vulvaire, soit par les matières fécales accu-
mulées dans le rectum, ou bien enfin par le séjour
de l'urine dans la vessie.

Ce genre de blennorrhagie a beaucoup de tendance à passer à l'état chronique par le peu de soins que les femmes mettent à se soigner. Souvent aussi elles confondent la blennorrhagie vaginale avec les flueurs blanches dont elles sont ordinairement atteintes, et n'apprennent leur maladie que par le reproche qu'on leur adresse d'avoir communiqué le mal vénérien.

Blennorrhagie utérine. L'utérus peut aussi être le siége d'un écoulement blennorrhoïde, provenant du coït et pouvant se communiquer par le coït. Les malades éprouvent alors des douleurs générales, de la tension dans la région hypogastrique, des besoins fréquents d'uriner et des dérangements dans les règles. Les désirs vénériens sont portés à un plus haut degré que dans les autres formes de blennorrhagie ; quelquefois même elle s'accompagne d'un mouvement fébrile ; l'écoulement qui s'établit a pour caractère pathognomonique d'être plus muqueux, plus filant, aggloméré en flocons.

Lorsque l'écoulement dure quelque temps, il n'est pas rare de trouver sur le col des ulcérations qui produisent un pus sanieux ; ces ulcérations que l'on peut confondre avec plusieurs autres maladies, et notamment avec le chancre, sont peu profondes, toujours situées dans l'orifice du col, jamais sur le bord, tandis que les chancres que l'on y peut trouver sont plus profonds, isolés, et situés plus particulièrement sur la lèvre supérieure, cette lèvre étant plus souvent heurtée dans le coït.

Il est presqu'impossible de distinguer la blennorrhagie utérine des flueurs blanches, du catarrhe utérin provenant des pressions de l'abdomen ou du réfroidissement des pieds, Du reste, cette distinction est peu importante, puisque le catarrhe utérin, le flux menstruel, l'abus du coït peuvent aussi communiquer une blennorrhagie.

Pour bien procéder et éviter de graves erreurs de diagnostic, et pour employer un traitement rationnel, il faut absolument faire usage du spéculum ; celui dont nous nous servons ordinairement est le moins compliqué, c'est le spéculum bivalve de M. Ricord. Du reste, laissons parler cet habile praticien lui-même pour les règles à suivre dans son application.

« La malade est placée sur le bord de son lit, un

« oreiller sous les épaules et sous la tête, les cuis-
» ses à demi-fléchies sur le bassin, et les jambes
» à demi-fléchies sur les cuisses, les pieds étant
» appuyés sur des chaises placées de chaque côté.
» Le chirurgien se met alors entre les membres
» pelviens, et n'a pas besoin d'aide, chose impor-
» tante dans certains cas de pratique privée. Le
» spéculum qu'on peut légèrement chauffer dans
» les temps froids doit être enduit d'un corps
» gras.

» Dans le cas où les organes sont étroits, je
» donne la préférence au cérat blanc, plus tenace
» que l'huile, ne s'essuyant pas aussitôt et per-
» mettant à l'instrument de mieux glisser et avec
» moins de douleur. Dans les autres cas, j'emploie
» l'huile, qui n'altère en rien l'aspect des sécré-
» tions qu'on veut examiner, ni la surface des tis-
» sus qu'on veut voir. Les valves du spéculum, te-
» nues de la main droite, sont fortement rappro-
» chées ; je les fais même chevaucher l'une sur l'au-
» tre de manière à rendre l'extrémité de l'instru-
» ment presque plate. Écartant ensuite les grandes
» et petites lèvres avec l'annulaire et l'indicateur de
» la main gauche je déprime en même temps avec

» le médius de la même main, la fourchette et la
» partie postérieure de l'anneau vulvaire. Cette
» manœuvre, très importante pour faciliter sans
» douleur l'entrée du spéculum doit être faite
» d'une manière graduelle mais assez forte. Alors
» l'extrémité du spéculum est présentée à la vul-
» ve, ses branches tournées vers la cuisse gauche,
» et tandis que le bord de l'extrémité d'une de ses
» valves appuie fortement sur le médius gauche,
» placé comme nous venons de le dire, l'autre à sa
» partie plane appliquée contre la face postérieure
» de la saillie du méat urinaire, au dessous du-
» quel on le fait bientôt filer par un mouvement
» de bascule, sans l'écorcher ni le blesser, comme
» cela arrive souvent par les autres méthodes.
» Du reste, aussitôt que l'anneau vulvaire est dé-
» passé, porte la plus difficile et la plus doulou-
» reuse à franchir, le spéculum est dirigé dans le
» sens de l'axe connu du vagin, ses valves étant
» plus ou moins écartées, selon le besoin, et per-
» mettant ainsi d'explorer successivement le va-
» gin et l'utérus, dont l'instrument doit finir par
» embrasser le col. Pour cela, il ne faut point,
» comme le conseillent et le pratiquent quelques

» chirurgiens, avoir des spéculums d'une lon-
» gueur démesurée, et pousser l'instrument dans
» le vagin, jusqu'à ce que le col soit saisi, manœu-
» vre qui expose à blesser les parties et à faire
» beaucoup souffrir, en s'arrêtant dans le cul de
» sac péri-utérin ; mais il faut, par le toucher
» préalable, s'assurer de la position et de la hau-
» teur du col, puis diriger à sa rencontre l'extré-
» mité de l'instrument ; en recommandant à la
» malade, à mesure qu'on entre, de ne faire au-
» cun effort d'expulsion, ce qui gênerait, pour le
» moment, la manœuvre ; puis, présentant tou-
» jours l'extrémité du spéculum entre les deux
» lèvres ridées d'un côté à l'autre que forment les
» parois antérieure et postérieure du vagin re-
» foulé d'avant en arrière, on arrive bientôt sur le
» col qu'on reconnaît à sa muqueuse plus lisse,
» et dont la teinte diffère souvent de celle du va-
» gin.

» Dans quelques cas, les mucosités filantes,
» qui filtrent pour ainsi dire de son orifice, et s'al-
» longent dans le vagin, vous indiquent la route
» à suivre. Enfin, si malgré ces indications et ces
» préceptes, vous étiez engagé dans le cul de sac

» du vagin, au lieu de continuer à pousser sur le
» spéculum, il faudrait lui faire éprouver douce-
» ment un mouvement de retrait, en écartant lé-
» gèrement ses valves, comme pour saisir le col
» utérin, à la manière de la boule d'un bilbo-
» quet. (M. Ricord, *Leçons cliniques*, 1834.)

Traitement. Le traitement de la blennorrhagie de la femme diffère beaucoup de celui de la blennorrhagie de l'homme. Il varie aussi selon les points qu'affecte la blennorrhagie.

Les balsamiques, si utiles chez l'homme dans toutes les périodes de la blennorrhagie, sont toujours impuissants chez la femme, excepté dans la blennorrhagie urétrale. Aussi n'y a-t-il que les médecins qui n'ont pas étudié spécialement ce genre de maladie qui les emploient aujourd'hui et qui croient bien faire en procédant par analogie ; le malheur est qu'ils ne tiennent pas assez compte de la différence des organes. En effet, si l'on examine la manière d'agir des balsamiques on verra que d'un côté, comme nous l'avons déjà dit ailleurs, ils opèrent une révulsion sur le canal intestinal, et que de l'autre, toute leur partie aromatique s'écoule par les urines, comme il est facile de s'en convaincre par leur odeur ; ce dernier effet ne peut donc avoir lieu, lorsque la maladie a son siége dans le vagin ; il faut donc avoir recours à d'autres moyens plus efficaces, et généralement plus employés aujourd'hui, moyens que nous allons indiquer.

Dernièrement, en lisant un journal de médecine, nous avons été fort étonné d'y trouver comme une nouvelle découverte des médecins anglais l'efficacité du nitrate d'argent dans les cas de phlegmasie vaginale. Il semble que tout ce qui vient d'Angleterre doit avoir plus d'importance à nos yeux ; nos voisins d'outre-mer encombrent chaque jour nos cliniques et nos hôpitaux, s'emparent de nos innovations, innovations auxquelles en général nous n'attachons pas assez d'importance. Arrivés dans leur pays, ils les publient comme leur étant personnelles, puis de là nous reviennent sous forme d'oracles, car nous avions oublié que ces mêmes moyens étaient employés déjà depuis plusieurs années en France.

Quoi qu'il en soit, depuis longtemps nous employons, ainsi que le font plusieurs médecins distingués de Paris, la cautérisation en nappe faite avec le nitrate d'argent sur toute l'étendue de la muqueuse vaginale ; ce moyen nous a toujours parfaitement réussi. Il est bien important d'avoir au préalable enlevé les mucosités qui baignent ses parties, car en se coagulant elles peuvent protéger la muqueuse contre l'action du caustique. Après chaque cautérisation, nous avons soin d'introduire dans toute l'étendue du vagin une mèche de charpie de grosseur variable et imbibée du liquide suivant :

Eau commune   500 grammes.
Sous-acétate de plomb cristallisé   8 grammes.

M. S. A.

Dans le plus grand nombre des cas, on doit avoir recours à cette méthode qui cause si peu de douleur aux malades, qu'on dirait que les muqueuses des parties génitales des femmes ne sont pas douées de sensibilité.

Chez certains malades, l'affection débute quelquefois par du gonflement, de la tension, de la rougeur de ces parties ; il serait nuisible alors

18

d'avoir recours au mode de traitement que nous venons d'indiquer. Il faut au contraire se hâter d'avoir recours aux antiphlogistiques. En conséquence, on recommandera une diète sévère ; on pratiquera une saignée du bras ou des vantouses, des sangsues seront appliquées aux environs de ces parties ; des bains entiers seront ordonnés ; jamais de bains de siége qui ne font que produire une fluxion toujours nuisible. Il faut éviter avec le plus grand soin la constipation. Tel est le traitement à employer durant la période de suracuité inflammatoire.

Les soins de propreté ne devront pas être négligés car ils sont de la plus grande utilité. Ainsi, on se trouvera bien dans la période aiguë d'injections faites avec une décoction concentrée de ciguë et de morelle, de belladonne et de tête de pavôt ; à l'état chronique, d'injections astringentes telles que les suivantes :

Eau commune	500 grammes
Sulfate d'alumine et de potasse	12 grammes.

M. S. A.

Autre.

Eau	500 grammes.
Nitrate d'argent cristallisé	50 centigr.

M. S. A.

Autre.

Eau distillée	500 grammes
Teinture d'iode	25 grammes.

M. S. A.

Cette dernière injection réussit souvent dans le cas de blennorrhagie utérine.

Il nous reste à parler, pour compléter le traitement de la blennorrhagie chez la femme, d'un moyen thérapeutique employé par M. Ricord, moyen que nous ne saurions approuver. Dans le cas d'ulcération de l'orifice du col, et de blennorrhagie utérine ancienne, ce chirurgien injecte dans la cavité même de la matrice le nitrate acide de mercure faiblement étendu d'eau. Il pratique cette injection à l'aide d'une seringue à double courant. Dans le premier de ces courants, lequel est très petit, se trouve le liquide caustique ; le second courant, beaucoup plus grand, contient de l'eau afin de laver immédiatement les parties mises en contact avec l'acide.

Malgré ces précautions, le plus grand nombre des femmes soumises à ce mode de traitement éprouvent des attaques d'hystérie d'une violence formidable. Nous pensons que M. Ricord, aujourd'hui mieux instruit par l'expérience, a sans doute abandonné ce moyen un peu barbare pour avoir recours à un mode de traitement plus simple et plus rationnel. Il est vrai de dire que la simplicité des moyens ne prête guère à la réputation. Quoi qu'il en soit, un talent comme M. Ricord ne peut rien perdre à abandonner un moyen aussi cruellement énergique.

CHAPITRE IV.

Conséquences de la Blennorrhagie.

La blennorrhagie étant une affection distincte du chancre, elle est donc pour nous une affection essentiellement locale, n'affectant que les membranes muqueuses qui sont mises en contact avec les agents morbifiques quels qu'ils soient ; la blennorrhagie est contagieuse, mais non d'une manière absolue. Il n'est pas rare de voir des individus s'acclimater pour ainsi dire avec des femmes atteintes de blennorrhagie, tandis qu'il n'en est pas ainsi du chancre.

M. Ricord cite l'observation d'une femme qui avait répété l'expérience cinq fois : Un homme avait-il des rapports avec elle, il contractait la blennorrhagie, se guérissait, continuait à avoir des rapports et finissait par ne plus rien contracter. Un second arrivait-il, il contractait à son tour la blennorrhagie, guérissait et acquérait comme le premier le privilége de ne plus rien contracter ; ainsi d'un troisième, d'un quatrième, etc.

Revenons aux conséquences de la blennorrhagie. Les auteurs de toutes les époques ont parlé de symptômes secondaires après la blennorrhagie. Sans rejeter complètement les faits avancés par ces auteurs, voyons, ce qu'ils peuvent présenter de vérité.

Premièrement. La blennorrhagie pouvant être la conséquence d'un chancre urétral, il n'est pas étonnant que des accidents secondaires, conséquence de ce chancre, aient pu survenir après ces sortes de blennorrhagie. Voilà sans doute la cause de l'erreur des auteurs qui admettent les accidents secondaires comme cause directe de la blennorrhagie, ces auteurs n'ayant pas eu l'inoculation pour *criterium*.

Secondement. La blennorrhagie peut produire une autre blennorrhagie à distance, telle que l'ophtalmie blennorrhagique; mais cette affection n'a jamais lieu par l'empoisonnement général comme on l'a communément pensé, mais bien par le transport direct sur l'œil de la matière muco-purulente. Cependant, il importe de dire que chez des individus à constitution scrofuleuse atteints d'ophtalmie blennorrhagique, l'œil sain correspondant peut s'affecter par sympathie, mais dans ce cas la maladie marche avec plus de lenteur et offre toujours moins de gravité.

La blennorrhagie ne peut se transmettre ni produire d'accidents par du muco-pus blennorrhagique pris à l'intérieur, toutes les matières virulentes ayant été administrées intérieurement sans qu'elles aient jamais produit l'affection qui leur correspond, comme nous l'avons déja dit précédemment.

Troisièmement. Dans la blennorrhagie, l'inflammation peut gagner de proche en proche, comme dans l'épididymite; car dans cette affection il n'y a pas transport du pus comme le nom vulgaire de *chaudepisse tombée dans les bourses* pourrait le faire croire, mais bien propagation de l'inflammation ; l'urètre s'enflamme d'abord, puis les vaisseaux éjaculateurs, puis enfin l'épididyme ; c'est toujours la même maladie sans infection générale.

Quatrièmement. L'arthrite rhumatismale a encore été considérée comme conséquence de la blennorrhagie. Il est certain que chez quelques malades à constitution lymphatique, on voit quelquefois, même assez souvent, un arthrite survenir pendant le cours de la blennorrhagie. Dans ce cas, la blennorrhagie n'a été que la cause déterminante ; il n'y a absolument rien de spécial dans ce fait. Si la blennorrhagie disparaît souvent il n'en faut pas conclure au transport direct de la matière; cette disparition qui n'est que momentanée n'est que la conséquence de cet aphorisme d'Hippocrate *Duobus doloribus in eodem locum simul abortis, vehementior obscurat alterum.* Dans le cas d'arthrite comme dans celui d'épididymite, la blennorrhagie ne disparaît jamais complètement, elle n'est que très sensiblement diminuée, et on la voit reparaître à mesure que l'inflammation développée secondairement s'améliore.

Cinquièmement. Dans les ouvrages sur les maladies de la peau on a toujours signalé la blennorrhagie comme en étant une des causes principales; les auteurs auront sans doute pris pour conséquence de la blennorrhagie la roséole que produit le copahu, ou bien il peut exister une maladie de la peau concommittante avec la blennorrhagie, mais nous nions formellement que celle-ci puisse produire une affection spéciale de la peau, à moins qu'elle ne soit la conséquence d'un chancre.

Toutefois, si la blennorrhagie n'empoisonne pas l'économie d'une manière générale il peut en résulter des altérations pour les tissus qui en sont affectés. Ces altérations varient selon la durée et l'intensité de la blennorrhagie. Ainsi la durée produira les rétrécissements par épaississement des tissus; l'intensité, des rétrécissements par cicatrice, ou bien des inflammations du col de la vessie (cystite), ou bien encore des prostatites, maladies qui ont la plus grande tendance à passer à l'état chronique.

Il résulte de ce que nous venons de dire que la blennorrhagie ne produit jamais d'accidents à distance par le fait d'un empoisonnement général, mais qu'elle peut produire des maladies de continuité que nous allons décrire sommairement dans les chapitres suivants.

CHAPITRE V.

EPIDIDYMITE BLENNORRHAGIQUE.

(Orchite.)

Parmi les complications que présente la blennorrhagie, l'engorgement de l'épididyme est l'affection qui arrive le plus fréquemment. Le testicule étant rarement affecté, nous remplacerons le
mot *orchite* qui signifie inflammation du testicule
par celui d'*épididymite*, l'épididyme étant le plus
souvent le siége de cette affection.

Causes. Un coup, une chute sur le testicule, le
froissement des deux testicules l'un sur l'autre

par le fait d'un pantalon trop étroit, le catéthérisme, une longue abstinence du coït, des érections
continuelles, l'abus des rapports sexuels, une
marche forcée, l'équitation, peuvent être appelés causes prédisposantes, produire quelquefois
même l'inflammation de l'épididyme. Mais cette
affection aparait surtout pendant le cours d'une
blennorrhagie.

L'épididymite se montre rarement pendant l'é-
tat aigu d'une blennorrhagie ; c'est surtout au déclin de la maladie qu'on la rencontre.

Certains auteurs ont pensé que les antiblennorrhagiques étaient la cause de l'épididymite ;
mais il n'en est pas ainsi, car une observation rigoureuse prouve que cette affection se montre plus
fréquemment quand il n'y a pas eu de traitement
antécédent de la blennorrhagie.

On a remarqué que le testicule gauche était
plus souvent affecté que le droit. Le fait est certain et la preuve nous en a été fournie par un grand
nombre de relevés statistiques que nous avons recueillis nous-même à l'Hôpital du midi.

Ce n'est point parce que le testicule gauche a
moins de force que le droit comme on serait peut-être

tenté de le croire, mais bien parce que la majorité des individus portent les bourses à gauche de la couture du pantalon ; alors le testicule gauche se trouve soumis à une pression continue ; ce qui vient à l'appui de notre observation, c'est que chez les individus dont la couture du pantalon ne monte pas au périnée, le testicule gauche n'est pas plus affecté que le droit ; dans ce cas, la maladie affecte alternativement les deux testicules ou ces organes sont pris en même temps. Chez les individus qui portent à droite, le testicule droit se trouve toujours le plus souvent affecté.

Symptômes. Dans l'article *Orchite* du *Dict. en 15 vol.*, MM. Cullerier et Ratier ont parfaitement saisi et rendu la symptômatologie de cette affection. Voici en quels termes ils s'expriment :

« Une particularité de cette maladie c'est la ra-
« pidité avec laquelle elle se développe, et qui se
» conçoit mieux dans le cas où elle dépend d'une
» violence extérieure que dans celui où elle est
» *métastatique*. En effet, dans le cas d'épididy-
» mite blennorrhagique, à peine le malade est-il
» averti de l'accident qui le menace par un peu de
» pesanteur douloureuse dans le testicule, que

» déjà le gonflement, la chaleur et même la rou-
» geur y sont développés à un degré qui présente
» peu d'analogie dans l'économie. La douleur
» marche aussi avec une grande célérité ; elle est
» gravitante et poignante tout à la fois, et réduit
» le sujet à l'immobilité la plus complète. Pres-
» que toujours un état fébrile plus ou moins ai-
» gu accompagne cette affection. »

Lorsqu'on examine les parties affectées on trouve la peau des bourses rouge et chaude ; on sent une tumeur pesante, ovoïde, un peu aplatie latéralement, plus dure en arrière, dépassant le testicule à la partie postérieure : cette tumeur, c'est l'épididyme. Le cordon testiculaire participe quelquefois de cette inflammation, mais ce n'est jamais au début. Au moment de l'apparition de ces symptômes, la blennorrhagie diminue sensiblement, mais elle ne cesse jamais complètement et reparaît plus abondante lorsque les symptômes inflammatoires diminuent d'intensité.

Durée. Avant l'application de la compression ou traitement de cette maladie, la durée moyenne d'une épididymite, était de quinze jours à trois semaines, si on est appelé à temps et que la compression soit employée, la durée moyenne ne sera plus que de huit à dix jours. Si l'inflammation est intense, l'affection peut se propager aux parties environnantes; c'est ainsi qu'on a vu des épanchements se former dans la tunique vaginale à la suite de l'inflammation de cette membrane par sa proximité de l'épididyme.

Terminaison. La résolution est certes la terminaison la plus favorable de l'épididymite; elle est aussi la plus fréquente; mais presque toujours il reste un petit noyau induré qu'on ne peut atteindre par aucune espèce de médication, et qui ne disparaît entièrement qu'avec le temps; quelquefois même il reste toute la vie.

L'induration de l'épididyme arrive encore assez fréquemment; mais cette induration n'est plus grave. La suppuration arrive rarement, mais elle est surtout difficile à reconnaître. Le testicule même à l'état sain donne au toucher la sensation de la fluctuation. Cette fausse sensation en a souvent imposé, et j'ai vu des médecins instruits se méprendre, faire une ponction croyant à la suppuration du testicule, et n'avoir pour résultat que la substance d'un testicule sain qui s'échappait par la plaie d'ouverture restée fistuleuse jusqu'à la destruction totale de l'organe. Nous insisterons donc sur un fait qui peut éclairer le diagnostic dans de pareils cas, et mettre à l'abri de commettre de pareilles bévues. Ce fait jusqu'ici ne nous a jamais manqué. Lorsqu'il existe un abcès, la peau du scrotum contracte des adhérences au point précis où la suppuration a lieu, de sorte qu'en soulevant le scrotum, si on en trouve une partie adhérente, on doit sans crainte faire une incision en cet endroit, et ne pas attendre la rupture de l'abcès qui peut encore n'être que superficiel. Ce point est très important ; il ne faut jamais le négliger si on veut éviter de graves erreurs et conserver au malade un organe qui joue un si grand rôle dans la vie.

Mode d'invasion. Les auteurs ne sont pas d'accord sur la manière dont se produit l'épididymite. Les uns pensent que la matière blennorrhagique passe de l'urètre au testicule, ce qui explique le nom qu'on a donné à cette affection de *chaude pisse tombée dans les bourses.* Les autres pensent que l'engorgement est sympathique. Hunter est de cette opinion. Swédiaur avait déjà remarqué que la maladie commence toujours par le canal déférent et l'épididyme, qu'elle se borne à ses parties pendant deux ou trois jours et que le testicule n'est affecté qu'après cette époque.

La première hypothèse ne nous paraît avoir aucun fondement solide ; le pus blennorrhagique ne peut passer de l'urètre aux testicules sans qu'il y ait absorption générale ; enfin, l'anatomie pathologique est venue confirmer la remarque de Swédiaur et l'opinion de Hunter.

Diagnostic. Toutefois, des médecins distingués ont pourtant prétendu que l'anatomie pathologique apprenait peu de chose sur les lésions du testicule. (*Dict. en 15 vol.* article *Orchite.*) Nous sommes loin d'être de leur avis, car pendant notre séjour à l'Hôpital des vénériens de Paris nous avons fait plusieurs autopsies de malades, morts atteints de cette affection, et voici ce que l'anatomie pathologique nous a révélé.

L'inflammation, gagnant de proche en proche, s'étendait de l'urètre au canal éjaculateur, du canal éjaculateur à la vésicule séminale et au canal déférent, puis enfin à l'épididyme. Pense-t-on que ceci soit indifférent à connaître pour le pronostic et même pour le traitement de cette affection.

Diagnostic différentiel. L'épididymite offre des différences assez tranchées avec les autres affections du testicule. Dans l'épididymite, la tumeur est, comme nous l'avons déja dit aux symptômes, ovoïde, pyriforme, assez égale au toucher, tandis que dans le sarcocèle par exemple, affection avec laquelle elle pourrait le plus se confondre, la tumeur est rugueuse, fortement inégale et d'une consistance plus ferme.

Pronostic. L'épididymite est une affection qui, malgré les formes assez graves qu'elle présente et les souffrances dont elles s'accompagne ne compromet presque jamais la vie du malade. Le pronostic ne portera donc que sur la durée qui sera d'autant plus longue qu'on tardera davantage à y porter remède, et encore selon la nature du traitement mis en usage.

Traitement. Lorsqu'un individu est atteint d'une blennorrhagie, le devoir du médecin est surtout de chercher à éviter les complications qui peuvent en être la conséquence, et comme l'épididymite est sans contredit l'une des plus fréquentes, il faut donc tâcher de prévenir cette fâcheuse complication. On obtiendra ce résultat en recommandant aux malades l'usage d'un suspensoir bien fait, le repos, etc. Tel est le traitement prophilactique. Mais le plus ordinairement les malades négligent ces précautions, continuent à marcher, à se fatiguer. Arrive alors la tuméfaction de l'épididyme qui, par les souffrances atroces qu'elle cause, font chèrement regretter aux malades de n'avoir pas suivi les conseils du médecin. C'est aussi pour celui-ci le moment d'agir avec résolution. Les antiphlogistiques en général seront employés ; les saignées générales et locales seront également en ce cas de première nécessité. On aura soin de recommander le repos horizontal. Ainsi, l'on obtiendra les meilleurs résultats d'une application de sangsues sur *le trajet du cordon* au nombre de vingt-cinq à trente, selon les forces du sujet. Nous insistons pour qu'on ne fasse jamais faire cette application de sangsues sur le testicule, le tissu cellulaire qui entoure cet organe étant très lâche, il survient facilement une infiltration qui peut quelquefois amener la gangrène. D'ailleurs, les sangsues appliquées sur le trajet du cordon produisent un bon résultat sans jamais donner au-

cune crainte. Il faut donc dans tous les cas préférer cet endroit. En effet, bientôt sous l'influence
de ce traitement les douleurs diminuent et cessent peu à peu. C'est alors qu'il faut avoir recours
à la compression, méthode inventée par M. Fricke
de Hambourg, modifiée tout à la fois et par M. Ricord et par nous-même.

M. Fricke faisait la compression en comprimant
le testicule sur le périnée à l'aide de bandelettes
agglutinatives ; ce pansement ainsi fait était long
et difficile. Elève alors dans le service de M. Ricord, nous cherchâmes à éviter cette difficulté et
nous trouvâmes plus simple d'isoler le testicule,
ce qui produisit les meilleurs résultats. Il est vrai
de dire que M. Ricord substitua les bandelettes de
Vigo *cum mercurio* aux bandelettes de diachillon
gommé employées par M. Fricke de Hambourg,
et c'est en cela que consiste la modification de
M. Ricord, comme la nôtre consiste dans l'isole-
ment du testicule.

» La compression procure dans les cas d'épidy-
» dimite sympathique des guérisons en quatre,
» cinq et six jours. Bien appliquée, elle s'oppose
» au développement de l'hydrocèle et peut à la ri-

» gueur, comme l'a proposé M. le professeur Vel-
» peau, et comme je l'ai expérimenté, permettre
» au malade de continuer à se livrer à leurs occu-
» pations sans souffrir.

» La compression se pratique à l'aide de ban-
» delettes d'emplâtre de Vigo *cum mercurio* spa-
» radrapé. Ces bandelettes doivent avoir de six à
» huit lignes de large. Le testicule malade étant
» alors saisi avec précaution, pour ne pas exciter
» trop de douleur est refoulé vers la partie infé-
» rieure du scrotum, sans distendre le cordon, et
» en l'isolant de celui du côté opposé. On appli-
» que ensuite les bandelettes circulairement en
» commençant par un premier anneau placé sur
» l'intersection du cordon, et d'abord assez serré
» pour empêcher l'organe de fuir. Cela étant fait,
» les tours de circulaire sont continués sur le tes-
» ticule, de manière à exercer une pression assez
» forte, mais égale et cylindrique jusqu'à sa par-
» tie inférieure, et en évitant, autant qu'on le
» pourra, de faire faire des plis à la peau. Arrivé
» là, des bandelettes séparées sont appliquées en
» s'imbriquant et en se croisant pour exercer à
» leur tour la compression de bas en haut, et de

» façon à former une sorte de panier dont les an-
» ses sont maintenus par quelques nouveaux tours
» de circulaire.

» Pour que ce pansement réussisse, il faut qu'à
» partir du moment où il est posé les souffrances
» du malade diminuent pour cesser bientôt com-
» plètement. Dans les circonstances contraires, il
» faut de suite l'enlever, car s'il augmente les
» douleurs c'est qu'il a été mal mis ou qu'il ne
» convient pas. Toutefois, il ne faut pas se lais-
» ser tromper par quelques souffrances qui peu-
» vent tenir au pincement de la peau par le pre-
» mier tour de bande, et qui ne se font ordinai-
» rement sentir que le lendemain au plus tard. Il
» suffit alors de couper la bandelette qui sert trop,
» pour que le malade puisse continuer à suppor-
» ter le pansement.

» Du reste, la compression ne doit être renou-
» velée que lorsque l'organe a diminué et qu'il
» fuit sous l'appareil.

» Pour obtenir par les moyens qui précèdent
» une cure radicale et empêcher les récidives, il
» faut, en même temps qu'on traite l'épididymite,
» chercher à réprimer l'écoulement au lieu de

» l'exciter ; car tant qu'il persiste, il reste comme
» cause de la maladie qu'il reproduit fréquem-
» ment.

Les antiblennorrhagiques directs et indirects
» seront donc administrés d'après les règles déjà
» posées. » (Ricord, *Traité prat. des Mal. vénér.*)

Il nous reste à parler d'un cas de tuméfaction
du testicule dans lequel la compression est plutôt
nuisible qu'utile.

Quand la tuméfaction arrive par sympathie,
l'épididyme est seule affecté et la compression
réussit à merveille. Mais quand l'engorgement a
lieu par voie de succession, l'épididyme est bien
encore l'organe le plus souvent affecté ; mais il
peut arriver que le testicule lui-même se tuméfie
ainsi que le cordon testiculaire qui devient très
dur et très sensible au toucher. Lorsqu'il y a induration du cordon la compression ne fait qu'irriter davantage et augmenter l'induration. Il faut
donc rejeter ce moyen thérapeutique lorsqu'une
semblable complication se présente pour avoir recours aux médicaments fondants tant à l'extérieur
qu'administrés intérieurement.

Ainsi les préparations d'iode, l'onguent mercuriel en frictions sur le testicule et sur le trajet du cordon, à la dose de douze à seize grammes par jour produiront de bons effets et suffiront le plus ordinairement pour amener la guérison, mais dans un temps plus long qu'avec la compression.

Malgré l'énergie bien connue de ces médicaments, il arrive quelquefois que la maladie reste stationnaire ; alors nous prescrivons le coït à nos malades, qui s'en trouvent très bien pour la plupart. Nous avons bien soin de leur recommander de n'en user que très modérément : *Uti et non abutendi.* En effet, l'usage modéré du coït dans cette circonstance produit un dégorgement très salutaire. Il est bon de faire remarquer que le sperme est presque toujours mêlé de sang les trois ou quatre premières fois qu'on se livre au coït à la suite d'une orchite ; mais cela n'a aucune conséquence fâcheuse, et il faut rassurer les malades qui en sont ordinairement très effrayés.

CHAPITRE VI.

OPHTALMIE BLENNORRHAGIQUE.

L'ophtalmie blennorrhagique n'est pas une des conséquences les plus fréquentes de la blennorrhagie ; mais elle est sans contredit la plus grave attendu qu'un malade atteint de cette affection peut perdre l'œil dans les vingt-quatre heures.

Cette affection se montre plus fréquemment chez l'homme que chez la femme, par la raison que les hommes touchent plus fréquemment à leurs parties génitales. Les nouveaux nés y sont plus sujets que les adultes, et chez eux on trouve souvent les deux yeux pris en même temps : la raison en est simple si l'on fait attention à la manière dont la maladie se communique et qui s'explique par l'inoculation au passage lors de l'accouchement.

Causes. Jusqu'à présent les médecins les plus érudits sur la matière ont tous méconnu la véritable cause de l'ophtalmie blennorrhagique ; les uns l'expliquent par métastase, les autres par sympathie ; quelques-uns nient même que cette affection puisse être la conséquence d'une blennorrhagie. Le célèbre Swédiaur adopta la première opinion. Ce médecin a observé dans sa longue pratique trois ophtalmies terribles sur des sujets atteints de blennorrhagie ; dans les trois cas la maladie se termina par la cécité complète.

Aujourd'hui l'observation a pleinement démontré que l'ophtalmie blennorrhagique a lieu par le contact ou le transport direct de la matière blennorrhagique sur la muqueuse oculaire. Jamais elle ne se développe par sympathie ou par métastase. Toutefois, une ophtalmie simple peut exister concurremment avec une blennorrhagie, ce qui rend quelquefois le diagnostic difficile. Nous verrons plus loin s'il est possible de les distinguer.

Les causes prédisposantes sont la malpropreté et l'irritabilité de la conjonctive.

Beaucoup d'individus de la classe du peuple ont le funeste préjugé de se laver les yeux avec leur urine lorsqu'ils les ont malades; j'ai vu moi-même plusieurs exemples d'ophtalmies blennor-rhagiques développées de cette manière : un cas entre autres est celui d'un jeune garçon boulanger âgé de vingt ans qui eut les deux yeux affectés en même temps. Ce jeune homme avait déjà perdu un œil lorsque je fus appelé ; je fus assez heureux pour lui conserver l'autre œil.

Tous les individus atteints de blennorrhagie ont aussi la mauvaise habitude de presser souvent sur le canal de l'urètre afin de s'assurer sans doute si la guérison approche ; outre que ce moyen retarde la guérison de l'écoulement par l'irritation qu'il produit, il a le double inconvénient de pouvoir causer l'ophtalmie blennorrhagique, car il peut arriver qu'on porte immédiatement les mains à la figure, et qu'on se frotte les yeux avec les doigts encore empreints de la matière blennorrha-

gique ; il faut donc recommander très sérieuse-
ment aux malades de ne pas user de ce moyen.

Symptômes. Marche. Terminaison. La marche
de cette affection est essentiellement suraiguë. Le
plus ordinairement la maladie commence par la
conjonctive. La muqueuse oculaire se tuméfie, la
rougeur gagne de plus en plus et l'inflammation
et le gonflement sont quelquefois si intenses qu'on
ne peut plus distinguer aucune des parties de l'œil.
Alors la sécrétion de la muqueuse d'abord limpide
et séreuse, devient bientôt mucoso-purulente et
produit un œdème des paupières considérable.
Souvent il survient un chémosis, la cornée s'ulcère, et si l'on n'emploie pas un traitement énergique l'œil se vide et l'iris vient faire hernie.

Diagnostic et Pronostic. Ce n'est pas par les com-
mémoratifs mais par l'observation rigoureuse des
accidents, surtout par la rapidité de leur marche
que l'on pourra porter un diagnostic rationnel.

Les granulations de la conjonctive qui n'existent pas au début, ne sont pas d'ailleurs un signe
patognomonique ; il en est de même pour la matière sécrétée qui ne produit rien par l'inoculation. Il est donc très difficile de distinguer une

ophtalmie dû au muco-pus blennorrhagique d'une ophtalmie catharale ordinaire. Toute la différence porte sur la gravité de la première. Ainsi puisque le diagnostic peut rester douteux, toutefois qu'il existe une blennorrhagie, il faut porter un pronostic grave et traiter la maladie comme si on avait affaire à une ophtalmie blennorrhagique.

Traitement. Quelques-uns des médecins qui croyaient à la métastase voulaient qu'on rappelât l'écoulement qui disparaissait quelquefois le premier jour de la maladie par du pus blennorrhagique pris sur d'autres malades. Outre qu'on n'obtiendrait aucun bon effet de cette méthode sur la marche de la maladie, on risquerait de plus de transmettre au malade, en inoculant du pus de chancre par exemple, une maladie plus grave dans ses conséquences qu'une simple blennorrhagie. Il convient parconséquent de repousser quand même ce mode de traitement.

Les antiphlogistiques devront être la base du traitement, et la première règle à suivre sera d'y avoir recours le plus promptement possible. Saignée générale, application de sangsues toujours en grand nombre derrière les oreilles, au niveau de l'apophyse montante de l'os maxillaire, du côté de l'œil malade. Jamais on ne devra faire d'application de sangsues proche de paupières dans la crainte de l'œdème et de l'infiltration qui ne manqueraient pas d'arriver et qui seraient une grande complication de plus. On aura soin d'entretenir la liberté du ventre par de légers purgatifs révulsifs, surtout s'il n'y a pas de fièvre ; mais le moyen le plus puissant est sans contredit la cautérisation au nitrate d'argent. On pratique cette cautérisation en passant légèrement un crayon de nitrate d'argent sur les surfaces malades, de manière à les blanchir seulement ; ensuite il est urgent de faire des injections d'eau froide pour enlever les parcelles de caustique qui pourraient pénétrer trop profondément. Il faut attendre pour recommencer la cautérisation que les pellicules formées par la première cautérisation aient disparu ; après chaque cautérisation on lotionnera l'œil malade avec une décoction froide de tête de pavôt.

L'ophtalmie blennorrhagique se complique souvent de chémosis ; s'il survient, il faut en faire la résection. On pratique cette résection au moyen de pinces à dissection et de ciseaux courbes; il faut enlever autant qu'on le peut le bourrelet séreux qui fait saillie. Le chémosis peut être phlegmoneux; c'est la complication la plus grave de l'ophtalmie blennorrhagique, car l'œil peut se vider par le seul fait de la pression qu'il exerce sur cet organe.

Dans ce cas, la résection est loin de produire les mêmes avantages que dans le cas de chémosis séreux. Les mouchetures ont quelquefois réussi. M. Ricord dit en avoir obtenu de bons résultats, mais il faut plutôt compter sur l'action résolutive du nitrate d'argent.

Quand l'irritation est profonde et que le malade supporte difficilement l'action des rayons lumineux, il faut avoir recours à l'extrait de belladonne en onction autour de l'orbite.

On ne doit point mélanger, dans le cas d'ophtalmie purulente, l'onguent mercuriel à l'extrait de belladonne comme quelques praticiens le conseillent, car il tend à augmenter la sécrétion purulente, ce qu'on doit éviter avec le plus grand soin.

L'administration du calomel à l'intérieur est un bon adjuvant; il agit comme révulsif en excitant légèrement la bouche, mais il faut surtout éviter la salivation.

Le vésicatoire à la nuque est un bon moyen auquel nous conseillons d'avoir recours dès le début. Le séton, quand la maladie traîne en longueur, est encore un moyen que l'on emploie avec succès. Quant aux antiblennorrhagiques, copahu, cubèbe, etc., ils n'ont aucune espèce d'action sur cette maladie ; ils guérissent la blennorrhagie primitive qui est alors une complication de moins.

CHAPITRE VII.

—

DES RÉTRÉCISSEMENTS

DU CANAL DE L'URÈTRE.

L'urètre est un des canaux organiques le plus susceptible de rétrécissements, d'où résulte un obstacle au passage des urines et du sperme. Le canal de l'homme y est le plus exposé en raison même de ses parties constituantes, de sa longueur, de sa courbure et de son étroitesse naturelle. Chez la femme au contraire le canal est court, très-dilatable, presque rectiligne; aussi les rétrécissements y sont-ils très-rares, malgré la fréquence des urétrites.

Il existe deux classes de rétrécissements, les temporaires et les permanents. La première classe se subdivise en deux espèces qui sont : les rétrécissements spasmodiques et les inflammatoires.

La seconde classe n'en contient qu'une seule espèce, qui sont les rétrécissements organiques.

§ I.

1° Les rétrécissements spasmodiques, que nous ne ferons que signaler, sont dus à des contractions musculeuses du canal, l'urètre étant pourvu de fibres musculaires longitudinales.

Cette espèce de rétrécissements se montre principalement chez les sujets nerveux, irritables, à la suite d'une impression vive, du coït, d'érections prolongées ; mais ils n'apportent qu'un obstacle passager à la sortie des urines ou du sperme. Ces contractions spasmodiques arrivent surtout quand, pour explorer l'urètre ou vider la vessie, on veut introduire une sonde ou une bougie, tantôt l'instrument pénètre facilement, tantôt il se trouve fortement arrêté. Il suffit presque toujours alors d'attendre quelques instants pour laisser aux fibres musculaires le temps de se détendre et achever le catéthérisme.

Les moyens employés contre cette variété de rétrécissements sont ceux que l'on dirige en général contre les spasmes. Ainsi, les antispasmodiques, les grands bains; quelquefois même on est obligé d'avoir recours aux antiphlogistiques.

2° Les rétrécissements inflammatoires sont plus faciles encore à reconnaître que les spasmodiques ; d'un côté le gonflement inflammatoire de la muqueuse oblitère plus ou moins le canal et gêne l'excrétion des urines ; d'un autre côté, le contact irritant de l'urine sur des tissus enflammés provoque des contractions des fibres musculaires et apporte ainsi une double cause à l'oblitération du canal. Cette espèce de rétrécissements cède bien ordinairement aux antiphlogistiques.

§ 2.

Les rétrécissements organiques sont caractérisés par une lésion de tissus ancienne et résistante. M. Amussat, qui s'est beaucoup occupé de ces sortes d'affections, reconnaît quatre variétés de cette sorte de rétrécissements, et sa classification est à peu près généralement admise aujourd'hui.

1° *Les brides*, espèce de petits filaments blanchâtres placés comme une paroi transversale dans l'urètre, occupant quelquefois aussi, en forme d'anneau, toute sa circonférence et formant alors les rétrécissements valvulaires de M. Amussat. Ces brides paraissent être la suite d'une sécrétion chronique anormale d'un point de la muqueuse urétrale, et plus rarement d'ulcères vénériens.

2° *Les épaississements de la muqueuse*, nés sous l'influence prolongée d'une irritation chronique, consistent en une augmentation de volume, de consistance et par conséquent de saillie d'une portion plus ou moins considérable de son étendue. (Lallemand et Bégin.)

3° *Les engorgements sous-muqueux*, rétrécissements calleux de M. Amussat, ne sont qu'un degré plus avancé de l'espèce précédente. Comme eux, ils sont dus à une irritation chronique qui, après avoir causé l'induration de la muqueuse, a étendu la lésion aux tissus sous-jacents et a formé les callosités, les nodus, que l'on peut sentir en dessus de la peau en promenant les doigts sur le canal.

4° *Les carnosités*. Cette variété, que les anciens chirurgiens croyaient voir dans presque
tous les cas, paraît être très-rare. Toutefois, on
observe fréquemment à l'entrée du canal des végétations que l'on peut exciser ; mais ces végétations
peuvent bien se développer plus profondément et
causer de véritables tumeurs de la muqueuse.
Les deux variétés 2 et 3, qui en réalité n'en font
qu'une, puisqu'elles ne sont qu'un degré plus
avancé d'une même lésion, presque toujours réu-
nies sur le même sujet, forment la grande majorité des rétrécissements organiques. Les engorgements, augmentés par des applications intempestives de caustiques qui, en ramenant plusieurs
fois à l'état aigu l'inflammation chronique de la
muqueuse, étendent l'irritation aux tissus sous-jacents, en produisant de nouvelles couches de lymphe plastique ; ces engorgements, disons-nous,
sont la cause de la réprobation que certains médecins, généralisant une exception, ont lancé
contre le traitement de la blennorrhagie par les
injections. Pour nous, qui n'obéissons à aucun
système préconsu, nous acceptons tous les moyens

que l'expérience justifie à nos yeux, et nous ne craignons pas d'employer les injections, bien persuadé que les rétrécissements sont presque tous dus à une longue durée et à la répétition des écoulements blennorhagiques.

En effet, une injection très-irritante étant poussée dans le canal, voyons ce qui s'y passe? Il y a d'abord douleur vive et cuisante, gonflement des tissus tel que quelquefois le liquide même de l'injection ne sort plus que goutte à goutte. Les lèvres du méat urinaire sont gonflées, rouges, saillantes, renversées en dehors, très-sensibles au moindre contact. Un écoulement muqueux, limpide, souvent sanguinolant, inonde la chemise du malade. Si à ce moment on veut uriner, le passage de l'urine est extrêmement douloureux, difficile, et le liquide ne s'échappe que par un jet mince et interrompu. L'émission de l'urine est encore retardée par les appréhensions du malade qui fuit la douleur. Mais tout ce cortége de symptômes aigus ne constitue qu'un rétrécissement inflammatoire, qui cesse le plus souvent de lui-même, ou à l'aide de quelques antiphlogistiques, et qu'on ne peut rapprocher en rien des véritables rétrécisse-

ments organiques. Du reste, le médecin qui connaît d'avance ce résultat ne le provoque que pour le
faire tourner au profit du malade. En France, ceux
qui ont fait ce reproche aux injections, M. Lagneau entre autres, s'appuient surtout sur l'opinion de sir Evrard Home et de Wilson. En citant
l'exemple des Anglais, nous dirons que sir Astley
Cooper regarde la gonorrhée comme cause des rétrécissements quatre-vingt-dix-neuf fois sur cent,
et Hunter assure avoir vu autant de rétrécissements survenir après des gonorrhées traitées sans
injections que dans le cas où l'on avait employé
ce mode de traitement. Nous citerons M. Wilson
lui-même : *On the male genital and urinary organs*, p. 370, qui fait remarquer, en élevant des
doutes sur sa propre opinion, que les injections
pénètrent rarement bien avant dans l'urètre, tandis que le siége le plus commun des rétrécissements est vers la région du bulbe. Enfin, pour
nous résumer, MM. Bégin et Lallemand nous paraissent avoir parfaitement raison quand ils ont
dit qu'il en était des rétrécissements à la suite
des urétrites comme des obstructions après les
fièvres intermittentes. On attribue celles-ci au

quinquina , comme on accuse les injections astringentes de produire les rétrécissements ; toujours est-il que ces deux sortes d'altérations dé-
pendent également de la prolongation de la phlogose des parties affectées.

Siége. Presque tous les auteurs s'accordent à
dire que c'est surtout dans la portion bulbeuse de
l'urètre qu'on rencontre les rétrécissements.
M. Amussat pense même qu'on n'en voit jamais
au-delà. Sir Evrad Home croit qu'ils sont plus
fréquents juste derrière le bulbe , et sir Astley
Cooper dit en avoir souvent rencontré dans la région prostatique.

D'après Ducamp, c'est entre quatre pouces neuf
lignes et cinq pouces trois lignes qu'on les trouve
le plus souvent. Quoi qu'il en soit, les rétrécissements peuvent se développer dans toute l'étendue du canal ; rarement au méat urinaire , plus
souvent dans la fosse naviculaire, plus fréquemment dans la portion spongieuse et surtout enfin
dans la région du bulbe.

Anatomie pathologique. Les rétrécissements
organiques varient en nombre ; il n'est pas rare
d'en trouver plusieurs sur le même sujet. Dans

ce cas, le premier obstacle se trouve vers la fosse naviculaire, et les autres dans la partie spongieuse, l'obstacle le plus resserré étant ordinairement placé au point d'union de la membrane musculeuse avec la spongieuse.

En examinant la portion resserrée, on la trouve plus blanche, plus épaisse, moins élastique et plus résistante que les tissus voisins. Dès qu'un rétrécissement est assez intense pour gêner le cours des urines, la partie du canal qui lui est postérieure, ne tarde pas à s'altérer sous l'effet de la colonne de liquide qui vient presser le rétrécissement et les parois urétrales. Elle s'élargit d'autant plus que la coactation est plus intense et plus ancienne, et il n'est pas rare alors de trouver au périnée une tumeur de la grosseur d'un œuf de poule. La vessie participe à ces altérations, la couche musculeuse acquiert plus de force et d'épaisseur, conséquence des efforts nécessités pour l'expulsion des urines. Les uretères se dilatent par suite du regorgement de ce liquide, les reins eux-mêmes, ne pouvant plus se dégorger, finissent par se dilater, et si les causes persistent, par se désorganiser et perdre leur structure glanduleuse. La portion antérieure au rétrécissement reste presque toujours à l'état normal.

Symptôme. Marche. Les accidents ne paraissent pas en rapport avec le siége et la nature du rétrécissement, mais bien plutôt avec son intensité et son ancienneté. Ceci posé, voyons ce qui arrive ordinairement. Les lèvres du méat urinaire sont souvent collées et rougeâtres ; dans l'urine, limpide d'ailleurs, flottent de petits flocons albumineux vermiculés. Dans un grand nombre de cas, il existe un écoulement si faible que le malade s'en aperçoit à peine. Cet écoulement est très-difficile à tarir, et s'il vient enfin à disparaître, il se renouvelle et s'exaspère à l'occasion du moindre écart de régime. Les rétrécissements sont une cause puissante de ces écoulements rebelles qui durent indéfiniment, au grand désespoir du malade et du médecin. « Heureux le malade, s'écrie Ducamp, qui, demandant avis en pareil cas, s'adresse à un médecin versé dans la connaissance des lésions de l'urètre, et non à ces hommes qui ne connaissent que deux choses en fait de maladies des organes sexuels : la vérole et le mercure. »

Bientôt l'irritation se propage au col et au corps de la vessie, le malade s'aperçoit d'envies d'uriner plus fréquentes, et il ne peut dormir longtemps sans être éveillé par un de ces besoins. Quand il croit avoir fini d'uriner une certaine quantité d'urine retenue dans le canal s'échappe goutte à goutte, et vient souiller le linge et les vêtements. En même temps, le jet de l'urine est devenu plus mince et plus délié, il s'échappe en se contournant en spirale, ou en se bifurquant et est projeté moins loin qu'auparavant. Si le rétrécissement augmente, le jet devient encore plus mince, et l'urine finit par tomber goutte à goutte sur la pointe des souliers du malade, comme l'eau du sabot d'un rémouleur tombe sur sa meule. Alors les besoins d'uriner sont presque continuels, et on est de plus en plus long à les satisfaire, ne donnant issue, chaque fois, qu'à une très-petite quantité de liquide. La position du malade devient atroce ; quand il veut uriner il se cramponne à ce qui l'entoure, et pousse avec tant de force que des hémorrhoïdes et des hernies se produisent ; le cœur bat avec force, la face se colore et s'injecte ; les veines se gonflent, la sueur ruisselle du front ; les jambes tremblent et les matières fécales sortent involontairement, une douleur sourde, obscure, existe derrière les pubis ; l'hypogastre se développe et si on appuie la main, on éveille de la douleur et le besoin d'uriner.

L'urine ainsi retenue dans la vessie s'y concentre par l'absorption de ses parties les plus aqueuses ; devient plus ammoniacale et augmente encore l'irritation des parties. Souvent, elle laisse déposer des mucosités épaisses retenant les principes solides de l'urine et qui deviennent des noyaux de calculs. Le col de la vessie ainsi irrité et continuellement sollicité se distend et ne retient plus le liquide ; dès lors il y a incontinence d'urine.

Dans ces circonstances, la rétention complète ne tarde guère à survenir, soit par un gonflement inflammatoire des tissus, soit par un peu de mucus épaissi, qui, sécrété sous son influence dans le rétrécissement, y fait en réalité l'effet d'un bouchon mécanique. La plus légère excitation suffit pour amener ce fâcheux accident et avec lui tous les symptômes qui l'accompagnent : besoins d'uriner continuels, ventre tendu et douloureux, pouls dur, et accéléré, bientôt délire, fièvre, menace de gangrène , d'autant plus prompte que l'organisme est depuis plus long-temps malade.

Au début d'un rétrécissement, le sperme est gêné dans son émission ; plus tard il ne s'échappe plus que goutte à goutte , et quand l'érection a cessé , ce qui peut devenir la cause de spermatocèles. Les plaisirs de l'amour , ainsi empoisonnés dans leur source , sont redoutés par les malades, car la fin du coït leur cause des douleurs lancinantes dans l'urètre et leur fait souvent perdre quelques gouttes de sang par suite de la rupture de quelques petits vaisseaux sanguins.

Sir Ev. Home et surtout Ducamp , ont signalé chez les individus à rétrécissements , un phénomène observé assez souvent dans les autres maladies profondes des voies urinaires. Ce sont des accès de fièvres intermittentes , mais sur lesquels le quinquina paraît sans effet, ils sont passagers, et ne peuvent guère être ramenés à une règle fixe. Ces accès sont surtout provoqués par le séjour d'une sonde ou d'une bougie dans le canal.

Les malheureux atteints de rétrécissements, sont encore exposés aux abcès périnéaux , urineux et par suite aux fistules urinaires et tous les inconvénients qu'ils entraînent.

Diagnostic. — La première espèce qui constitue les rétrécissements temporaires se reconnaissent très-facilement aux symptômes aigus qui les accompagnent.

La deuxième espèce, comprenant les rétrécissemens spasmodiques, se reconnaît aussi à ses variations multipliées, obéissant, pour ainsi dire, à un caprice, laissant passer facilement aujourd'hui la sonde qu'elle arrêtera demain.

Les rétrécissements organiques ; plus sérieux et plus compliqués, ont donné lieu à divers modes d'exploration.

De tous les procédés proposés en grand nombre par les chirurgiens, ceux de Ducamp sanctionnés par l'expérience sont encore ceux qui offrent la plus d'avantages. A l'aide d'une bougie de gomme élastique n° 6 et graduée, on arrive sur le rétrécissement, et par le chiffre de l'échelle on connaît la profondeur à laquelle il est situé. En forçant un peu, on tâche de reconnaître sa nature, s'il est douloureux, indolent, dur, vasculeux, ou saignant facilement. On introduit alors une sonde graduée, dite sonde exploratrice ou forte-empreinte et armée à son extrémité de cire à mouler. Rendu sur l'obstacle, on force un peu, l'on fait pénétrer la cire dans les anfractuosités dont on rapporte l'empreinte en retirant la bougie avec précaution.

Comme la cavité d'un rétrécissement n'est pas toujours au milieu du canal, et qu'il faut souvent lutter en vain avec de petites bougies pour les y faire pénétrer, Ducamp a imaginé des bougies conductrices à ventre. Quand par l'empreinte on connaît où s'ouvre un rétrécissement, on introduit jusqu'à son siége une de ces bougies, dont on dirige le renflement du côté opposé à cette ouverture, et alors la petite bougie que l'on pousse par la cavité de la conductrice, se trouve en rapport avec l'ouverture et pénètre dans le rétrécissement souvent sans se déformer.

Pour découvrir les brides et les rétrécissements commençants, nous préférons avoir recours au procédé de **M.** Amussat, qui, cependant, peut quelquefois induire en erreur en faisant un repli à la muqueuse ; ce procédé consiste à introduire dans le canal une canule exploratrice, terminée par une lentille qu'on fait saillir sur le côté en tour-

nant un mandrin ; lorsque l'on est arrivé à la région
prostatique, ramenant alors doucement l'instrument, on accroche facilement les brides s'il en
existe. M. Ségalas a essayé de perfectionner ce
procédé, en inventant son stylet urétro-cystique ;
mais cet instrument très-compliqué n'offre pas
plus de certitude.

Traitement. — Le traitement des rétrécissements se fait par la dilatation, la cautérisation,
la scarification, ou par ces trois moyens combinés.

Dilatation. — Si le rétrécissement est trop intense, c'est un obstacle à l'emploi de ce moyen
que l'on pratique, en introduisant dans l'urètre
des bougies progressivement plus volumineuses.
Ces bougies que l'on faisait autrefois en plomb,
en étain ou en alliage, ne sont plus qu'en gomme
élastique, en corde à boyau ou en cire. Les bougies en cordes à boyau deviennent rugueuses et se
tordent, celles en cire se déforment très-facilement, seules, les bougies en gomme élastique ont
prévalu. On les fait coniques, cylindriques ou à
ventre. Les coniques conviennent parfaitement
pour dilater progressivement ; on fait pénétrer
l'instrument tous les jours davantage dans le rétré-

cissement jusqu'à ce que l'obstacle soit franchi ;
elles sont les plus employées. Les bougies à ventre
sont employées quand on veut dilater fortement
le point rétréci sans tirailler le méat urinaire.
Enfin les cylindriques, divisées par numéros de
différentes grosseurs, qu'on emploie de préférence
dans les rétrécissements mous.

La première règle à suivre dans le cathétérisme,
c'est de n'introduire la sonde ou la bougie qu'avec
une excessive lenteur. Il est bon à cet égard de
suivre le précepte que donne *M. Lisfranc,* 1° doucement, 2° doucement, 3° doucement ; ne pas
tenir compte de cette utile recommandation, c'est
s'exposer à faire fausse route ; pour bien réussir,
il faut faire glisser le canal sur la sonde ou la
bougie comme un ver sur un hameçon ; si la
main sent une résistance élastique, c'est un indice
que la bougie heurte l'obstacle et se replie ; au
contraire cette bougie est-elle fixée de manière à
nécessiter un certain effort pour la retirer, c'est
un signe certain qu'elle est convenablement en-
gagée dans le rétrécissement.

La dilatation réussit d'autant mieux, et est
d'autant plus durable qu'elle a été plus graduelle

et plus lente ; aussi faut-il commencer par des bougies d'un petit calibre. La présence de la bougie dans l'urètre , y déterminant presque toujours de l'irritation , qui se traduit au dehors par de la douleur et souvent par un écoulement blennorrhoïde , la dilatation ne doit se faire que d'une manière intermittente. On laisse en place à peu près un quart d'heure la première bougie qu'on introduit quelques heures plus tard , et ainsi de suite les jours suivants , en la laissant séjourner plus longtemps à mesure que le canal devient moins irritable , mais toutefois , sans dépasser deux ou trois fois par jour. On reconnaît qu'il faut passer à un numéro plus fort quand la bougie franchit facilement l'obstacle. Quand une crevasse ou tout autre accident de cette nature , nécessitera le cathétérisme complet , toujours difficile dans de telles circonstances , on substituera aux bougies des sondes qu'on laissera à demeure.

Les sangsues au périnée , les grands bains , les boissons délayantes viendront efficacemment seconder le traitement.

Le traitement par les bougies doit toujours être

méthodique et long, si l'on veut obtenir un résultat avantageux.

Dans le cas où le rétrécissement se trouvait trop étroit pour admettre l'entrée d'aucune bougie, Dupuytren en introduisait une petite jusqu'au point rétréci, et l'y laissait séjourner, en recommandant au malade ; de la pousser peu à peu et de temps en temps, toujours avec précaution ; souvent il franchissait ainsi un rétrécissement rebelle à tous les autres moyens.

Quand l'obstacle est une bride dans laquelle s'engage le bec de la bougie, les grosses sondes en plomb de M. Mayor, de Lauzanne, trouvent ici leur emploi. Mais il faut bien se garder de les employer dans le cas d'induration des tissus. La résistance est trop grande, et l'on s'exposerait à détruire de grandes parties de l'urètre, à crever même le canal si l'on voulait en faire usage.

Cautérisation.—Le rétrécissement offre-t-il de larges indurations des nodus qu'on sent à travers les tissus, il faut d'abord recourir au traitement général antisyphilitique. En effet, si l'induration est la conséquence d'un chancre, le traitement général le fera disparaître et dispensera d'em-

ployer les autres moyens, la maladie qui les aurait nécessités étant disparue. Mais si le traitement
général reste sans effet, c'est à la cautérisation
qu'il faut recourir.

Jusqu'à Ducamp, les instruments étaient très-
imparfaits ; aujourd'hui, les siens eux-mêmes
ont été avantageusement remplacés. On se sert
des porte-caustiques en argent, droits ou courbes, de MM. Lallemand, Amussat, Riccord, Ségalas, qui tous offrent à peu près les mêmes formes, sauf quelques légères modifications. Celui
de M. Lallemand, qui est le plus simple, est
aussi le plus employé. La base de l'instrument est
une canule courbe, renfermant une mandrin à
chaîne terminé par une cuvette latérale en platine, dans laquelle on place du nitrate d'argent
fondu. L'instrument introduit fermé dans l'obstacle, on pousse le mandrin, qu'on tourne ensuite sur lui-même, de manière à porter le
caustique sur tous les points que l'on veut modifier. Ainsi a été résolu le problème de ne toucher
dans la cavité urétrale que le point malade.

Après le traitement par la cautérisation, il est
indispensable, comme l'a conseillé M. Lallemand,

de continuer pendant quelques temps la dilatation.

Scarification.—L'incertitude, et quelquefois les dangers des autres moyens curatifs, ont inspiré à M. Amussat l'idée de ce nouveau procédé. Ce chirurgien a imaginé trois scarificateurs, le premier, qui est à peu près le seul employé, est l'uréthrotome, espèce de cylindre d'acier, conique, long de quatre à cinq centimètres, armé de huit crêtes tranchantes longitudinales. Le second, est un coupe-bride, ressemblant à sa sonde exploratrice, mais qui en diffère par l'extrémité de la canule coupante circulairement. Beaucoup d'autres chirurgiens, MM. Tanchou, Leroy d'Étioles, entre autres, ont imaginé des instruments de cette espèce qui n'ont guère été employés que par leurs auteurs. Quand on a affaire à des brides ou à des rétrécissements calleux, les scarificateurs offrent quelquefois de grandes ressources et ouvrent souvent la voie aux autres procédés.

Résumé. La dilatation fait donc toujours la base du traitement, on y joint la cautérisation dans certains cas de rétrécissements mous, vasculeux, saignants, et l'incision quand il y a des brides et des callosités, c'est au praticien à faire, au besoin, une sage combinaison de ces trois méthodes, quels que soient du reste les moyens employés ; après la guérison, il est bon que les malades se passent de temps en temps une bougie dans le canal pour prévenir les récidives.

Dans les cas de rétention complète d'urine, M. Amussat a recours à des injections forcées, qui, en déplaçant les mucosités qui forment, pour ainsi dire, un bouchon mécanique, et en relâchant le canal, rétablissent souvent le cours des urines.

Le anciens chirurgiens, surtout Boyer, employaient la force à l'aide d'une sonde en argent, pour franchir l'obstacle. Ce moyen très-dangereux est aujourd'hui complétement abandonné.

Enfin, la ponction de la vessie est la dernière ressource qu'on puisse employer quand les rétrécissements ne peuvent être vaincus, et que la rétention menace la vie du malade. Cette ponction se pratique avec un trois quart courbe qu'on enfonce par l'hypogastre, le périnée, le rectum chez l'homme, ou le vagin chez la femme, la ponction sus-pubienne est généralement préférée. Heureusement l'emploi de cette méthode est-il devenu très-rare.

CHAPITRE VIII.

DU PHYMOSIS.

Définition. — Le mot *phymosis* est tiré du grec comme presque tous les termes de médecine ; il signifie muselière, qui serre, qui comprime.

Il y a phymosis toutes les fois qu'il existe un resserrement de l'ouverture du prépuce, quelle qu'en soit la cause, et qui s'oppose à ce que le prépuce ne puisse être porté en arrière de la couronne du gland. Nous admettons deux sortes de phymosis ; 1° Le phymosis congénial complet ou incomplet , qui dans le premier cas peut nécessiter l'opération de la circoncision , car il est un obstacle à la procréation.

2° Le phymosis accidentel, permanent, ou temporaire , qui va surtout fixer notre attention.

Causes. — Un grand nombre de causes peuvent produire le phymosis accidentel. Chez les individus dont le prépuce présente un excès de longueur, la balanite, l'irritation produite par l'écoulement du mucos-pus blennorrhagique, sont fréquemment la cause du phymosis. L'herpès préputialis, les chancres siégeant au limbe du prépuce, produisent aussi le phymosis qui devient permanent lorsque les chancres viennent à s'indurer. Dans ce cas, le seul mode de guérison possible consiste dans l'opération que nous décrirons plus loin. Les végétations, lorsqu'elles se développent en grand nombre entre le prépuce et le gland , en un mot toute irritation du prépuce et du gland, peuvent donner naissance à cette affection.

Symptômes, marche, terminaison. — Le plus souvent le phymosis accidentel est inflammatoire et dans ce cas il reconnaît ordinairement pour cause la présence d'un ou de plusieurs chancres sur la surface externe du prépuce. Alors la peau de la verge devient rouge ; bientôt elle se tuméfie, s'infiltre ; un œdème considérable se développe, et cause des douleurs d'autant plus grandes que l'ouverture du prépuce est plus étroite et comprime davantage le gland qui participe rarement de l'inflammation. Si l'inflammation est très-intense le pus qui se forme entre le prépuce et le gland, se trouvant comme emprisonné, peut altérer les parties saines et faire contracter des adhérences, ce qui arrive, surtout s'il existe des chancres sur la face interne du prépuce ou sur la surface du gland. La gangrenne peut quelquefois être la conséquence d'un phymosis inflammatoire, si on ne fait cesser l'étranglement que cause l'inflammation du prépuce et du gland, par un débridement ou mieux par l'opération de la circoncision. Il nous reste à parler d'une variété de phymosis qu'on désigne sous le nom de phymosis indolent. Il se montre ordinairement lorsqu'on se livre au coït après une longue continence, ou bien à la suite d'excès du même genre ; d'autrefois il

survient sans aucune cause appréciable. L'abstinence du coït suffit presque toujours pour en
amener la résolution.

Traitement. — Le phymosis inflammatoire
étant presque toujours une complication d'une
autre affection, c'est au traitement indiqué de
cette affection qu'il faut avoir recours; néanmoins
au début d'un phymosis une forte application de
sangsues au pénil produira d'heureux effets. Les
injections astringentes, opiacées, et par dessus
toute chose la cautérisation au nitrate d'argent,
comme nous l'avons indiqué par le traitement du
chancre et de la balanite, seront également mis
en usage.

Dans la majorité des cas, sous l'influence de
cette médication, le prépuce recouvre son élasticité première, et le malade peut découvrir avec
autant de facilité qu'avant d'avoir été atteint de
cette affection.

Si le phymosis est dû à la présence de végétations il faudra en faire la résection; s'il y a des
adhérences il faudra les disséquer; enfin quand
tous les moyens que nous venons d'indiquer n'ont
pas réussi, nous avons recours à la circoncision.

Toutefois, s'il existe des chancres, il est prudent d'en attendre la guérison, afin d'éviter l'inoculation de la plaie, ce qui la transformerait en un vaste chancre, dont il serait long et difficile d'obtenir la cicatrisation.

Dans aucun cas, nous n'avons recours à l'ancienne méthode d'opérer le phymosis, qui consiste à diviser le prépuce soit au-dessus soit au-dessous du gland, ce qui, dans l'un et l'autre cas, constitue une certaine difformité que le chirurgien doit toujours chercher à éviter.

Comme M. Ricord, donnant la préférence à la circoncision, nous opérons aussi d'après son procédé, sauf une modification que nous avons établie dans le quatrième temps de l'opération, et à laquelle nous attachons une grande importance par rapport aux avantages qui en résultent.

« *Premier temps*. La verge étant dans le relà-
» chement, sans faire éprouver de tortion à la
» peau qui forme le prépuce, je trace, avec de
» l'encre, une ligne qui suit, dans toute sa cir-
» conférence, la direction oblique de la base du

» gland, à deux lignes de distance et en avant de
» cette base.

» *Second temps*. Cela étant fait, j'attire le pré-
» puce en avant et je le fends entre les mords
» d'une pince à pansement, placée immédiatement
» au devant du gland et derrière la ligne tracée à
» l'encre, dont elle suit la direction. Cette pince
» est tenue par un aide, les anneaux du côté de
» la face dorsale de la verge, et non transversale-
» ment, comme on l'a conseillé dans un autre
» procédé.

» *Troisième temps*. La portion du prépuce qui
» dépasse les mords de la pince est alors saisie avec
» les doigts de la main gauche de l'opérateur,
» tandis que la main droite, armée d'un bistouri
» droit, en fait la section, en suivant la direction
» oblique des pinces qui, placées en avant du
» gland, le défendent et servent, en quelque
» sorte, de règle au bistouri. »

Quatrième temps. Nous divisons aussi, comme
M. Ricord, la portion de muqueuse qui, n'étant
pas extensible, n'a pas suivi la peau du prépuce,
lorsqu'elle a été ramenée en avant, et reste in-
tacte sur le gland qu'elle recouvre. Mais au lieu

d'en faire la résection comme le fait cet habile chirurgien, nous nous contentons de la diviser à sa partie supérieure jusqu'à la base de la face dorsale du gland, ainsi que de chaque côté du frein, que nous avons soin de respecter. Cette modification du procédé opératoire apporte dans les résultats de l'opération plusieurs avantages incontestables.

1° En ne faisant pas la résection de la muqueuse, nous évitons la section de l'artère du frein, la ligature, et les hémorrhagies souvent considérables qui en résultent et qui ont l'inconvénient d'effrayer les malades.

2° La muqueuse ainsi divisée, se contracte en s'enroulant sur elle-même, et vient former contiguité avec le bord libre de la peau du prépuce; l'on obtient ainsi une plaie linéaire dont les bords sont très-rapprochés et qui guérit du sixième au huitième jour. Tandis que par le procédé de M. Ricord, les bords de la plaie sont très-éloignés, la cicatrisation se fait à plat, ce qui demande de vingt à vingt-cinq jours, de l'aveu de M. Ricord lui-même, pour obtenir la complète cicatrisation. Les résultats de ce procédé, qui nous appartient, sont si étonnants, qu'au bout d'un certain temps, en examinant un individu opéré, il est impossible de dire s'il a subi une opération. Après l'opération, le pansement se fait avec un plumasseau de charpie fine, légèrement enduit de cérat simple.

CHAPITRE IX.

—

DU PARAPHYMOSIS.

Le paraphymosis n'est autre chose que le phymosis transporté en arrière du gland, qui se
trouve fortement étranglé à sa base, par la con-
triction qu'exerce sur lui l'anneau du prépuce.
L'étranglement que produit le paraphymosis est
toujours plus considérable et plus à redouter que
celui produit par le phymosis, et si l'on n'y re-
médie promptement la gangrenne ne tarde pas à
se manifester, ce qui peut avoir les plus graves
conséquences ; telle que la perte du gland par

exemple. Les individus dont l'ouverture du prépuce est étroite, sont plus prédisposés au paraphymosis que les autres. En un mot, les mêmes
causes qui produisent le phymosis peuvent aussi
donner naissance au paraphymosis. Mais souvent
ce dernier arrive surtout par la faute des malades,
qui croient sans doute bien faire en découvrant
le gland, soit pour laisser à découvert les chancres
situés entre le prépuce et le gland, afin de pouvoir
les panser plus directement, soit encore pour
empêcher le pus de séjourner entre le prépuce et
le gland. Enfin, le paraphymosis peut encore se
déclarer sans être accompagné d'aucune affection
vénérienne, par le seul fait d'efforts tentés pour
décalotter, selon l'expression vulgaire, par des
individus atteints de phymosis congénial.

Quelle que soit la cause qui puisse produire le
paraphymosis, toujours est-il, quand il existe, qu'il
réclame une médication prompte et énergique.

Traitement. — Pour remédier aux accidents
d'étranglement et par suite de gangrenne pouvant résulter d'un paraphymosis, deux moyens
sont en présence, la réduction et l'opération.

1° *La réduction.* Quand le paraphymosis ne

date que de douze ou de vingt-quatre heures et
que l'étranglement n'a pas encore acquis toute
l'intensité qu'il acquérera plus tard, il faut alors
tenter la réduction qui, dans de telles circonstances, réussit le plus souvent.

Voilà de quelle manière nous procédons pour
opérer la réduction.

La verge est d'abord entourée d'une compresse
imbibée d'eau froide, puis avec la main droite
nous saisissons le pénis, que nous soumettons à
une pression assez forte, pendant l'espace de deux
minutes environ; puis après avoir comprimé, nous
saisissons de nouveau la verge avec les deux mains,
les pouces placés sur le gland qu'ils compriment,
tandis que nous tâchons de ramener le prépuce en
avant avec les autres doigts. La réduction opérée,
les douleurs et les autres symptômes cessent immédiatement.

2° *L'opération.* Lorsque le paraphymosis est ir-
réductible, soit à cause de sa durée ou de l'intensité de l'inflammation, il faut avoir recours à l'o-
pération.

Pour pratiquer cette opération, on introduit la
lame d'un bistouri très-étroit sous l'anneau du

prépuce qui exerce la constriction, puis on divise les parties malades de dedans en dehors. Quand il n'est pas possible de faire pénétrer la lame du bistouri sous l'anneau constricteur, il faut alors diviser le bourrelet séreux dans toute son épaisseur, de dehors en dedans, jusqu'à ce que l'étranglement ait cessé.

Nous employons de préférence cette seconde manière d'opérer la trouvant plus facile que la première.

L'opération du paraphymosis ainsi pratiquée met le malade dans les conditions d'un individu opéré du phymosis par l'ancienne méthode, aussi les soins consécutifs de cette opération sont-ils les mêmes que pour l'opération du phymosis.

CHAPITRE X.

—

DE LA PROSTATITE.

L'engorgement de la glande prostate est quelquefois la conséquence de la blennorrhagie, surtout quand l'uréthrite a été très-intense, qu'elle a duré très-longtemps, et que toute la longueur du canal a participé de l'inflammation. Mais encore, dans de telles circonstances, la prostatite est-elle très-rare. Nous présumons qu'on l'aura souvent confondue avec la cystite, cette dernière étant beaucoup plus fréquente et présentant d'ailleurs avec la prostatite une grande conformité dans la marche des symptômes.

Quoi qu'il en soit, nous ne pouvons mieux faire que de citer ici la description qu'en donne le savant Bichat dans le journal de chirurgie.

Symptômes, marche. « Le malade éprouve d'abord un sentiment de chaleur et de pesanteur vers le périnée et à l'anus; bientôt il se plaint d'une douleur continuelle et pulsative qu'il rapporte au col de la vessie. Cette douleur augmente lorsqu'il va à la salle ou qu'il fait des efforts pour remplir cette fonction ; il est tourmenté de ténesmes et d'envies fréquentes d'uriner; il lui semble toujours avoir un gros tampon de matière fécale prête à sortir du rectum. Le doigt, introduit dans cet intestin, sent à sa partie antérieure la saillie que fait la prostate. Si le malade veut uriner, il est longtemps à attendre la première goutte d'urine, et s'il fait des efforts pour en accélérer la sortie, il y met un nouvel obstacle en poussant de plus en plus la prostate au devant du col de la vessie, dont elle bouche alors l'ouverture, et il ne parvient à uriner qu'en suspendant ses efforts. Le jet que forme l'urine est d'autant plus fin et les douleurs que cause son passage sont d'autant plus vives, que l'inflamma-

tion de la prostate est plus considérable. On pourrait encore ajouter comme un signe particulier à
cette espèce de rétention, que si l'on essaie d'introduire une sonde dans la vessie, elle pénètre
facilement et sans rencontrer d'obstacle jusqu'à
la prostate, où elle est arrêtée, et où le contact
devient très-douloureux. D'ailleurs, le malade a
le pouls dur, fréquent; sa soif est intense, et il
offre tous les symptômes génériques de l'inflammation. »

Terminaison. La prostatite n'affecte pas toujours cette marche aiguë; elle peut débuter par
l'état chronique, et dans ce cas, sa terminaison la
plus ordinaire est l'induration. La suppuration
est souvent la terminaison de l'état aigu, mais
comme elle entraîne toujours de graves conséquences, le médecin doit faire tous ses efforts
pour en obtenir la résolution.

Traitement. Ici, comme dans toutes les inflammations, les antiphlogistiques tiennent le premier rang. Ainsi : saignées générales surtout locales, bains entiers, cataplasmes au périnée, lavements émollients. Il faut être très-sobre des
boissons délayantes, la vessie ayant toujours dans

ce cas beaucoup de peine à se vider, le gonfle-ment de la prostate y mettant obstacle par le tampon qu'elle forme au devant du col de cet organe.

Quoi qu'on en dise, le plus souvent la résolu-tion s'opère facilement quand on a bien reconnu la maladie et qu'on a pu agir à temps.

Il n'en est pas ainsi lorsque la prostatite débute pour ainsi dire par l'induration ; elle constitue alors une maladie longue et difficile à guérir, donnant souvent lieu à de complètes rétentions d'urine, aux abcès périnéaux, en un mot, à tous les accidens fàcheux qui surviennent d'un obstacle au cours naturel des urines.

Les frictions à l'extrait de belladone et d'on-guent mercuriel combinés, les pommades indu-rées sont ici d'un puissant effet. Mais le moyen curatif qui réussit le mieux, c'est la cautérisation souvent renouvelée de la glande prostate elle-mê-me, cautérisation pratiquée à l'aide du porte-caustique Lallement. Sous l'influence de ce moyen, peu à peu la chaleur et la pesanteur au périnée disparaissent, la glande diminue graduellement et finit par reprendre ses proportions naturelles.

CHAPITRE XI.

DE LA CYSTITE.

Notre intention en traitant de la cystite dans un ouvrage spécialement destiné à la description des maladies vénériennes, n'est point d'empiéter sur le domaine de la pathologie générale et de traiter cette affection dans tous ses détails ; mais comme la cystite est souvent la conséquence de la blennorrhagie, et plus souvent encore de son traitement, qu'elle constitue une complication grave qui entrave la marche et retarde la guérison de cette dernière affection, il nous a paru utile d'abord, et aussi pour être plus complet, d'en donner une courte analyse.

Si la prostatite est une affection rare comme conséquence de la blennorrhagie, il n'en est pas ainsi de la cystite et principalement de la cystite du col qui, nous le répétons, se montre très-fréquemment chez les hommes, qui y sont plus sujets que les femmes, la disposition anatomique des organes sexuels en explique la raison.

Causes. Les causes qui peuvent déterminer la cystique sont très-nombreuses, mais nous n'avons à nous occuper ici que de celles qui la déterminent, directement ou indirectement, à la suite ou même pendant le cours d'une blennorrhagie. Ainsi : le cathétérisme, les rétrécissemens du canal, le séjour prolongé des sondes dans la vessie, la propagation de la phlegmasie urètrale, mais surtout les injections trop irritantes ou intempestives, tels sont les causes de la cystite blennorrhagique.

Symptômes, marche. Le malade éprouve d'abord une douleur sourde à la région hypogastrique, puis de fréquents besoins d'uriner qu'il ne peut jamais satisfaire complètement. Il survient alors un mouvement fébrile très-intense, ainsi qu'un ténesme vésical des plus prononcés. La vessie, continuellement excitée par la présence de l'urine, ne cesse de se contracter, et ce n'est qu'avec les plus grands efforts que les malades peuvent rendre quelques gouttes d'un liquide troublé, épais, déposant des mucosités analogues à l'albumine de l'œuf et adhérentes aux parois du vase. L'inflammation peut devenir tellement intense, qu'il survienne une rétention complète d'urine et que le malade ne puisse être soulagé que par le cathétérisme, ce qu'il redoute toujours. D'autres fois enfin, si la maladie continue, la vessie perdant de son élasticité cesse de se contracter et laisse échapper les urines goutte à goutte, à mesure qu'elles arrivent dans ce réservoir naturel.

La cystite peut passer à l'état chronique et durer plusieurs années ; les mucosités des urines deviennent de plus en plus abondantes, et quelquefois si épaisses, qu'elles forment une véritable boue qui peut plus tard dégénérer en gravelle. C'est cet état chronique que l'on a désigné sous le nom de catarrhe vésical. Autrement, la durée de la cystite aiguë ne se prolonge guère au-delà de huit à dix jours et se termine le plus souvent par résolution. Les symptômes de la cystite ne débutent pas toujours d'une manière aussi grave, souvent même, les malades n'y font que peu d'attention; il n'existe point de fièvre et l'affection disparaît d'elle-même sans exiger une médication.

Traitement. Quand la cystite survient pendant le cours d'une blennorrhagie, la première condition à remplir est de cesser tout traitement abortif de cette affection pour avoir recours aux antiphlogistiques. C'est surtout aux applications de sangsues que l'on doit avoir recours. En même temps, l'on fera prendre aux malades des bains entiers très-prolongés et souvent renouvelés, des boissons mucilagineuses telles qu'une légère décoction de graines de lin, édulcorée avec le sirop d'orgeat, toujours en petite quantité, afin de ne pas exciter la vessie à se contracter. Mais ce qui les soulage le plus vite, et fait presque immédiatement cesser les envies fréquentes d'uriner, c'est l'administration soir et matin de quarts lavements froids, additionnés de huit à dix gouttes de laudanum de sydenham. Ces quarts de lavements, légèrement narcotiques, ont l'inconvénient, il est vrai, de causer une constipation opiniâtre, mais à laquelle on peut toutefois obvier par l'emploi de lavements laxatifs ou de quelques légers purgatifs.

Plusieurs autres médicaments ont encore été préconisés dans le cas de prolongation de la maladie. Tels sont : le cachou, la térébenthine, la teinture de cantharides, celle-ci à très-faibles doses ; la décoction de bourgeons de sapins du Nord, etc. De tous ces médicaments, nous donnons la préférence à la térébenthine cuite de Venise, expérimentée par Dupuytren, qui dans certains cas en a obtenu de bons résultats, mais dont on doit restreindre l'usage en raison de l'irritation qu'elle peut occasionner sur les voies urinaires.

FIN.

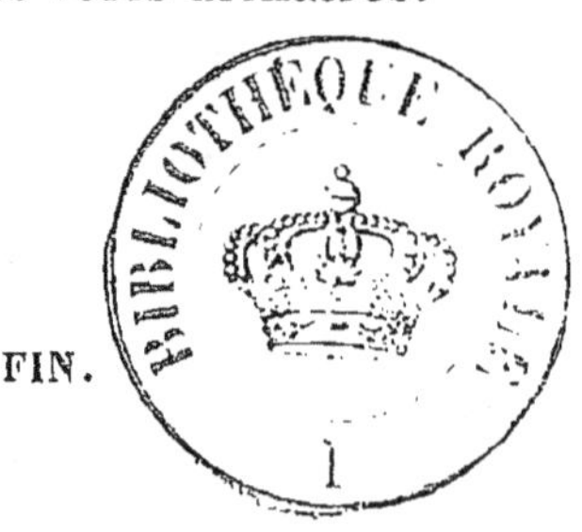

RÉSUMÉ

DES

PRINCIPALES FORMULES

Contenues dans cet ouvrage.

LOTIONS ET FOMENTATIONS.

1. *Vin aromatique du codex :*
Espèces aromatiques.......... 125 gram.
Vin rouge................... 1 kilog.
Alcoolat vulnéraire.......... 65 gram.

Faites macérer pendant huit jours les espèces aromatiques dans le vin; passez, filtrez et ajoutez l'alcoolat vulnéraire, pour le pansement des chancres.

2. Vin aromatique du codex..... 250 gram.
Extrait gommeux d'opium.... 2 gram.
M. S. A.

Pour le pansement des chancres avec excès d'inflammation..

3. Eau distillée................ 250 gram.
Chlorure d'oxide de sodium.. 12 gram.
M. S. A.

Pour le traitement des papules muqueuses.

4. Eau distillée. . . . .   250 gram.
   Teinture d'iode. . . . .   16 gram.

M. S. A.

—

5. Eau commune. . . . .   250 gram.
   Sous-acétate de plomb. . . . .   12 gram.

M. S. A.

Lotions résolutives employées dans le traitement des bubons, des épididymites, des engorgements glandulaires en général.

—

6. Eau distillée . . . .   32 gram.
   Deuto-chlorure de mercure. . .   1 gram.

M. S. A.

Pour la cautérisation des surfaces vésiquées dans le traitement abortif des bubons.

—

7. Eau distillée de laitue. . . . .)
   —   —   de belladonne.) aa   65 gram.
   Extrait thébaïque. . . . .   8 gram.

M. S. A.

Solution narcotique contre les affections gangréneuses.

INJECTIONS POUR L'URÈTRE

Contre la Blennorrhagie d son déclin.

8. Eau distillée. . . . .   250 gram.
   Sulfate de quinine. . . . .   4 gram.
Faites dissoudre dans l'acide sulfurique Q. s.

9. Eau distillée de rose............ 250 gram.
   Sulfate de zinc............. ..   3 gram.
   Laudanum de Sydenham.....   1 gram,
        M. S. A.

10. Eau distillée............... 250 gram.
    Nitrate d'argent cristallisé.....   10 cent.
        M. S. A.

11. Eau distillée............... 250 gram.
    Sulfate d'alumine et de potasse.   4 gram.
        M. S. A.

12. Eau distillée............... 200 gram.
    Protoïodure de fer récent......   20 cent.
        M. S. A.

13. Eau distillée de rose.......... 200 gram.
    Sous-acétate de plomb........   4 gram.
        M. S. A.

14. Eau distillée............)
    Vin du midi.............) aa 125 gram.
    Laudanum de Sydenham.....   10 goutt.
        M. S. A.

———

Injections pour le vagin.

15. Eau commune...............   1 kilog.
    Sulfate d'alumine et de potasse. 65 gram.
        M. S. A.

16. Eau.......................   1 kilog,
    Nitrate d'argent cristallisé.....   1 gram.
        M. S. A.

17. Eau. . . . .   1 kilog.
     Sous-acétate de plomb. . . . .   32 gram.
                    M. S. A.

18. Eau. . . . .   1 kilog.
     Teinture d'iode. . . . .   32 gram.
                    M. S. A.

GARGARISMES.

19. Eau distillée. . . . .   250 gram.
     Extrait de ciguë. . . . .)
        —   de morelle. . . . . } aa   2 gram.
     Deuto-chlorure de mercure. . . .   10 cent.
                    M. S. A.
Contre les ulcérations spécifiques de la gorge.

—

20. Eau distillée de laitue. . . . .   250 gram.
     Sulfate d'alumine et de potasse.   4 gram.
     Sirop de mures. . . . .   32 gram.
                    M. S. A.

21. Eau distillée de laitue . . . .   250 gram.
     Acide chloridrique. . . . .   2 gram.
     Sirop de mures. . . . .   32 gram.
                    M. S. A.
Contre les salivations et ulcérations mercurielles.

—

22. Eau distillée de laitue. . . . .   250 gram.
     Essence de quinquina rouge.)
        —   de cochléariat. . . . . } aa   4 gram.
     Miel rosat. . . . .   32 gram.
                    M. S. A.

ONGUENTS , POMMADES.

Onguent mercuriel double.

23. Axonge de porc purifiée... }
    Mercure coulant........ } aa 5oo gram.

—

Pommade au calomel.

24. Cérat opiacé................   12 gram.
    Calomel préparé à la vapeur...   5o cent.
              M. S. A.

Pour le pansement des chancres indurés.

—

25. Axonge.....................   3z gram.
    Iode......................   r5 cent.
    Hydriodate de potasse..... ....   2 gram.
             M. S. A.

Contre les engorgements glandulaires.

—

26. Axonge...................   3z gram.
    Huile pyrélaïne de goudron....   4 gram.
             M. S. A.

27. Axonge....................   3z gram.
    Turbith minéral.............   4 gram.
             M. S. A.

En frictions contre les dartres.

PILULES.

28. Protoïodure d'hydrargire... }
    Thridace.............. } aa   2 gram.
    Sucre de lait,...............   4 gram.

Extrait thébaïque. . . . .   5o cent.

M. pour 4o pilules,

à prendre une pilule tous les matins à jeûn, dans les cas de syphilides et des accidents secondaires.

———

29. Résine de copahu. . . . . } aa 32 gram.
Poivre cubèbe pulvérisé. . .)
Extrait de ratanhia. . . . .   4 gram.
Thridace. . . . .   2 gram.

M. Pour 100 pilules

employées dans le traitement de la blennorrhagie.

———

3o. Camphre. . . . .   3 gram.
Extrait thébaïque. . . . .   5o cent.

M. pour 24 pilules

contre les érections prolongées dans la blennor-rhagie.

———

PAQUETS COMPOSÉS

Pouvant remplacer les pilules de copahu dans le traitement de la blennorrhagie.

31. Poudre de cubèbe. . . . .   125 gram.
Péroxide de fer . . . .   8 gram.

M. pour 24 paquets.

TABLE.

SECONDE PARTIE.

FIN DE LA TABLE.

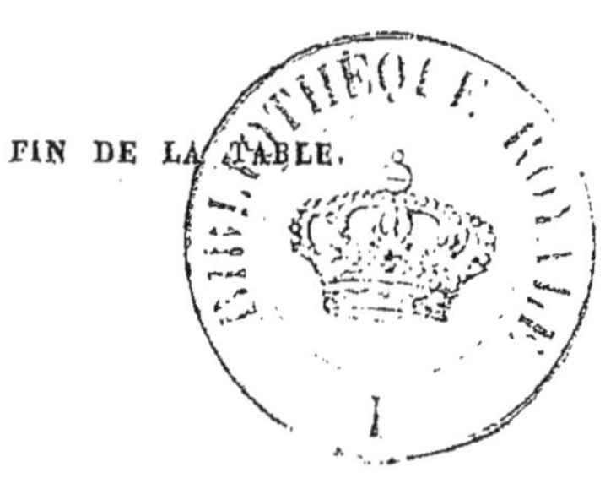